Kohlhammer | *Krankenhaus*

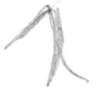

Der Autor

Diplom-Ökonom Dietmar J. Bönsch ist Geschäftsführer der Klinikum Landshut gGmbH und Mitglied im Verwaltungsrat der AOK Niedersachsen.

Dietmar J. Bönsch

Sanierung und Privatisierung von Krankenhäusern

Kompakte Leitlinien aus der Praxis
für die Praxis

Verlag W. Kohlhammer

1. Auflage 2009

Alle Rechte vorbehalten
© 2009 W. Kohlhammer GmbH Stuttgart
Gesamtherstellung:
W. Kohlhammer Druckerei GmbH + Co. KG, Stuttgart
Printed in Germany

ISBN 978-3-17-020674-8

Inhaltsverzeichnis

Vorwort   7

1   Einführung   9

2   Entscheidungsstrukturen in deutschen Krankenhäusern   23
2.1   Trägerstrukturen und ihre Differenzierungen   23
2.2   Managementstrukturen und ihre Differenzierungen   26
2.2.1 Krankenhausmanagement in unterschiedlichen
       Trägerstrukturen   27
2.2.2 Krankenhausmanagement und Unternehmens-
       entwicklungsphase   28

3   Mehrperiodischer Masterplan in der Sanierungsphase   33
3.1   Medizinisches Leistungskonzept   36
3.2   Betriebs- und Personalkonzept   53
3.3   Investitions-, Instandhaltungs- und Materialwirtschafts-
       konzept   69
3.4   Finanzkonzept   73
3.5   Trägerkooperation, Holding, Fusion   79

4   Transaktionsverfahren in der Privatisierungsphase   83
4.1   Ausschreibung eines Transaktionsberaters   84
4.2   Auswahlprozess und Prüfen des Bieterkonzeptes   86
4.2.1 Datenraum und Vorbereitung   87
4.2.2 Bieterkonzept und verbindliches Angebot   92
4.3   Vertragsverhandlungen und Kaufpreisfindung   95
4.4   Beweisurkunde und notarieller Kaufvertrag   97

5   Schlussbemerkungen   99

Abkürzungen   105

Vorwort

Veränderung löst im ersten Schritt immer erst einmal Unsicherheit aus, erst im zweiten wird sie als Chance begriffen. Das habe ich in den vielen Jahren, in denen ich als Personalberaterin tätig bin, oft erlebt. Aber Veränderung ist das bestimmende Element unserer Branche, der Gesundheitswirtschaft. Die Strukturen des Systems sind im Umbruch. Die Krankenhauslandschaft verändert sich rapide. Gesellschaftliche Entwicklung und Politik setzen neue Rahmenbedingungen für die Organisation unserer medizinischen Versorgung. Mitnehmen kann man auf diesem Weg Menschen nur, wenn man sie überzeugt und für seine Sache gewinnt. Dies verlangt eine ehrliche, offene und authentische Kommunikation. Diese „Fibel" leistet einen Beitrag dazu.

Hier erläutert ein Mann der Praxis, wie notwendige Change-Management-Prozesse aussehen. Er tut das, wie es nur ein Praktiker kann, der täglich das operative Geschäft im Krankenhaus steuert: geradlinig, schnörkellos, verständlich. Ich bin sicher, dass gerade diese Betrachtung aus den Augen eines erfahrenen Krankenhaus-Managers einen hohen Gebrauchswert für die vielen Akteure im Gesundheitswesen im Zusammenspiel von Medizin, Pflege und Verwaltung hat.

In diesem Sinne wünsche ich dieser Publikation möglichst viele Leserinnen und Leser.

Silvia Dobrindt
Kienbaum Executive Consultants GmbH
– Mitglied der Geschäftsleitung –

1 Einführung

Am Anfang jeder Abhandlung steht die Fragestellung, was erreicht werden soll. Auf die Zielsetzung soll im Folgenden näher eingegangen werden. Funktionsträger in Krankenhausgremien, die sich mit den Themen Sanierung und Privatisierung von Krankenhäusern auseinandersetzen müssen, kommen zwangsläufig zu den Fragestellungen: Warum nehmen Sanierungsprojekte oder Privatisierungstransaktionen in der deutschen Krankenhauslandschaft immer mehr Raum ein? Welche Krankenhäuser oder Krankenhausträger sind primär wirtschaftlich gefährdet? Was bedeutet eine Krankenhaussanierung, wann beginnt sie und was ist zu tun? Wann sollte über eine Privatisierung nachgedacht werden und was ist im Transaktionsverfahren zu beachten?

Funktionsträger in Krankenhausgremien, die Antworten auf diese Fragen suchen, sollen in dieser Abhandlung Antworten finden. Allerdings sei vorangestellt, dass die Grundlagen der Krankenhausfinanzierung nicht mehr erörtert werden sollen.[1] Auch sei auf die umfangreiche Sekundärliteratur zu Detailthemen verwiesen.

Zielgruppe dieses Beitrags sind in erster Linie Funktionsträger in Krankenhausgremien, die die Gesellschafter nach dem GmbH-Gesetz oder ähnlichen Vorschriften und Rechtsformen vertreten.[2] Gerade Funktionsträger sind es, die nach den Geschäftsordnungen und Satzungen über die strategische Entwicklung der Klinik, die künftigen Erträge und Aufwendungen sowie Einnahmen und Ausgaben weitreichende Entscheidungen zu treffen haben. Aber auch Arbeitsplätze spielen eine gewichtige Rolle. Es müssen personelle Entscheidungen getroffen werden, die von der Besetzung der Geschäftsführer und Chefärzte bis hin zum Verkauf oder gar zur Liquidation des Krankenhauses gehen können.

Sich als Funktionsträger sachgerecht mit dem eigenen Krankenhaus, dessen generellen und regionalen Marktbedingungen, Organisationsstrukturen und Prozessen auseinanderzusetzen, ist nicht nur gesetzliche Pflicht, sondern Voraussetzung für effiziente Entscheidungen in Gremien. Wie die aktuellen Beispiele in der Bankenlandschaft zeigen, mangelt es häufig an Sach- und Branchenkompetenz bei den Aufsichtsgremien. Bei entsprechenden Kenntnissen über die Folgen der Sub-Prime-Krise hätten einige Entscheidungen von Bankenvorständen durch die Gremien kritischer durchleuchtet werden und so aller Voraussicht nach betriebliche Fehlentscheidungen mit hohen Verlus-

---

[1] Auf die vielzählige Literatur sei verwiesen.

[2] Auch für Bankenmanager oder Manager von Leasinggesellschaften kann dieser Beitrag als Leitlinie dienen.

ten, die auch volkswirtschaftliche Auswirkungen haben, vermieden werden können.

Aber auch im Gesundheitswesen haben die wenigsten Funktionsträger beruflich mit dem Gesundheitswesen zu tun oder nur ein Partikularwissen aus dem ökonomischen oder medizinischen Bereich. Möglichkeiten, sich Rat zu holen, sind auch eingeschränkt. Oftmals müssen sich die Funktionsträger auf die Informationen von externen Krankenhausberatern, Wirtschaftsprüfern oder Kostenträgern verlassen, die den Krankenhausbetrieb auch nur von außen beurteilen können bzw. nur einen bestimmten Fokus auf die betrieblichen Vorgänge haben. Allgemeine Schulungen für Gremienangehörige zu Rechten und Pflichten von Aufsichtsräten führen auch nicht immer zum Erfolg, da spezifische Branchenkenntnisse des Gesundheitswesens im Rahmen dieser Schulungen häufig nicht vermittelt werden. Diese Abhandlung soll diese Lücke füllen und als kleine Hilfestellung und Orientierung für die Krankenhausgremien dienen, insbesondere für Neueinsteiger, die über keine oder nur geringe Branchenkenntnisse im Gesundheitswesen verfügen. Die Gesundheitsbranche ist ein spezieller Markt, der durch eine starke gesetzliche Reglementierung über Bundes- und Landesrecht und nicht zuletzt durch die Sozialversicherung gekennzeichnet ist.[3] Hierdurch ergeben sich andere Spielregeln als in der freien Wirtschaft, wo insbesondere Umsätze nicht gedeckt sind und grundsätzlich im Rahmen der Marktmöglichkeiten ausgeschöpft werden können.

Die vorgefundene Praxis wie auch Statistiken geben zwischenzeitlich ausführlich Auskunft über bereits geschlossene Kliniken, erfolgreich sanierte oder privatisierte Krankenhäuser. Die Ausgangsbedingungen der einzelnen Krankenhäuser, die mit dem öffentlichen Auftrag der Lebensrettung und der Behandlung schwerer Erkrankungen betraut sind, haben sich seit 1996 dramatisch verschlechtert.[4] Viele Kliniken kämpfen um ihre Existenz, einerseits über Gremien und Verbände gemeinsam, andererseits gegeneinander. Kooperationen und Konfrontationen liegen oftmals eng beieinander. Gerade Verbandsfunktionäre können hier in Interessenkonflikte zwischen den eigenen Interessen für bestimmte Kliniken und einer Gruppen von Kliniken kommen.

Volkswirtschaftliche Berater und politische Entscheidungsträger gehen prinzipiell von einer stationären Überversorgung und zu vielen stationären Betten in Deutschland aus. In einigen Regionen mag dies sicherlich auch zutreffen, dies gilt aber nicht generell. Im Grunde ist dies aber nur der vordergründige Aspekt, der einer Erläuterung bedarf. Unsere Gesellschaft ist aufgrund der demografischen Entwicklung „eine alternde Gesellschaft". Die oft zitierte

---

[3]   Die üblichen gesetzlichen Regelungen für Unternehmen kommen hier noch hinzu.

[4]   Krankenhäuser bieten darüber hinaus teils weitergehende Leistungen an, die aber letztlich den Zweck einer Unterstützung des stationären Leistungsportfolios haben. Gerade bei diesen Leistungen besteht eine große Sektorenkonkurrenz.

Alterspyramide zeugt hiervon. Patienten, die heute der stationären Obhut bedürfen und gleichzeitig Mehrfacherkrankungen aufweisen, nehmen vermehrt die Leistungen von Krankenhäusern in Anspruch, was für die Kostenträger aber Ausgabensteigerungen darstellen. Aus Sicht der Krankenhäuser als Dienstleistungsunternehmen oder Anbieter von stationären Gesundheitsdienstleistungen eigentlich keine schlechte Überlebensposition, auch wenn parallel eine zunehmende ambulante oder tagesklinische Versorgung in Deutschland stattfindet. Auch nimmt der medizinische Fortschritt zu, der oftmals in der Diskussion negativ belegt ist. Das Gegenteil ist der Fall, der medizinische Fortschritt ermöglicht einer alternden Gesellschaft eine verbesserte Gesundheitslage bis ins hohe Lebensalter hinein. Die Schlussfolgerung liegt nahe: Krankenhäuser werden vor dem Hintergrund der demografischen Entwicklung und dem medizinischen Fortschritt in Deutschland in den kommenden 20 Jahren mehr denn je gebraucht und leisten neben dem eigentlichen Auftrag auch einen wesentlichen Beitrag für den sozialen Frieden in der Gesellschaft. Es lohnt sich daher, sich für eine adäquate Gesundheitsversorgung der Gesamtbevölkerung einzusetzen.

Schließlich darf auch nicht übersehen werden, dass die Ansprüche der Bevölkerung und damit der Patienten und auch der medizinische Fortschritt angestiegen sind.[5] Letztlich hat die Abkehr von den tagesbezogenen Pflegesätzen, die bis 1995 zur Abrechnung gelangt sind, bis hin zu den heutigen Fallpauschalen (DRG) mit standardisierten Verweildauern zu einer Reduktion von Betten geführt. Auch die Phase von 1996 bis 2002 hat in den operativen Disziplinen durch die Anwendung von Fallpauschalen und Sonderentgelten und abteilungsabhängigen Pflegesätzen bereits zu einem leichten Verweildauerabbau in den chirurgischen Disziplinen geführt. Seinerzeit wurde dual in Pauschalbereiche und Pflegesatzbereiche differenziert gesteuert. Heute liegen mehr Patienten kürzer im Krankenhaus, was jede Pflegekraft täglich verspürt und durch die PPR-Statistiken des Pflegedienstes, sofern diese noch geführt werden, transparent wird. Im Schnitt betrug der Krankenhausaufenthalt je Patient 1998 noch rund 10,2 Tage, 2002 rund 9,2 Tage und im Jahre 2006 nur noch rd. 8,5 Tage.

Auch der Investitionsbedarf hat sich durch den Bettenabbau der Landesministerien grundsätzlich nicht verringert, sondern sogar erhöht.[6] Der Investitionsbedarf für Krankenhäuser wird mehr als das Dreifache der zur Verfügung gestellten Fördermittel ausmachen und führt derzeit zu einem enormen Investitionsstau und damit zu einer Verschlechterung der Finanzsituation durch vermehrtes Fremdkapital. Hier profitieren die Banken und der Aktienmarkt,

---

[5] Ambulante Behandlungen von Untersuchungen an einem PET-CT werden von den Kostenträgern nicht bezahlt. Auch sprechen die Kostenträger oft von einem angebotsinduzierten Markt.

[6] Sofern es zu einer Erhöhung der Gesamtmittel kommen sollte, muss erwartet werden, dass der Verteilungsschlüssel für die Krankenhäuser zunehmend leistungsorientierter sein wird.

die einen Teil dieses Investitionsstaus auffangen. Ob hier länderspezifisch mehr Investitionsgelder in das Gesundheitssystem eingebracht werden, bleibt abzuwarten.[7] Allerdings werden im Rahmen der dualen Krankenhausfinanzierung die rückläufigen Verweildauern und Belegungstage und damit die Bettenkürzungen in Krankenhäusern als Instrument zur Verringerung der Investitionsmittel herangezogen, was das finanzielle Dilemma in der stationären Krankenhausversorgung in den letzten Jahren erhöht hat.

Vielfach durch die Gesundheitspolitik angetrieben, sollen die Krankenhäuser vermehrt hochspezialisierte ambulante oder tagesklinische Leistungen erbringen und Kooperationen oder Beteiligungsmodelle mit niedergelassenen Ärzten umgesetzt werden. Aber auch Medizinische Versorgungszentren stellen Möglichkeiten dar, die horizontale Wertschöpfungskette eines Krankenhauses im ambulanten Bereich zu erhöhen. Parallel fordern in vielen Bundesländern die zuständigen Ministerien Fördermittel zurück, indem neue, vorwiegend ambulante Leistungsbereiche als fördermittelschädlich deklariert werden. Dies wird damit begründet, dass ohne Rückforderungen von Fördermitteln Wettbewerbsverzerrungen zu niedergelassenen Ärzten entstehen. Es darf trotz dieser zunächst nachvollziehbaren Argumentation aber auch nicht übersehen werden, dass die Krankenhäuser in den vergangenen zehn Jahren oftmals ambulante Lücken politisch gewollt geschlossen haben, damit keine Unterversorgung entsteht. Sofern heute eine Strahlentherapie zu mehr als 80 % ambulant genutzt wird, so war dieser Anteil in den vergangenen Jahren durch eine andere, stationäre Behandlungsform geringer. Heutzutage stellen Refinanzierungen von Linearbeschleunigern die Krankenhäuser vor große finanzielle Belastungen und müssen über den Weg einer Kooperation oder der Installierung eines Medizinischen Versorgungszentrums beseitigt werden. Beide Modelle sind aber grundsätzlich förderschädlich bzw. führen zu Rückzahlungsforderungen von Investitionsmitteln insbesondere beim sogenannten Strahlenbunker. Gerade Kliniken, die die onkologische Versorgung weiter ausbauen, ist dies kaum zu verstehen, da ein Großteil der Behandlung heute ambulant oder tagesklinisch erfolgt. Dies war vor zehn Jahren noch anders. So werden die Fördermittel durch die Krankenhäuser geradezu für die Finanzierung der neuen, auch ambulanten oder rehabilitativen Geschäftsmodelle benötigt. Dieses Vorgehen der Fördermittelbehörden ist nicht nur volkswirtschaftlich, sondern auch betriebswirtschaftlich wenig nachzuvollziehen. Im Zweifelsfall kann es dem Krankenhaus die Existenz entziehen, wenn sich dieses mit enormen Rückforderungen von Fördermitteln aus Bauvorhaben konfrontiert sieht.

Warum sprechen Fachleute und Gesundheitspolitiker dennoch von einer stationären Überversorgung im deutschen Gesundheitswesen? Die Antwort kann in der Krankenhausfinanzierung gefunden werden. Einerseits besteht aufgrund der demografischen Entwicklung sowie des medizinischen Fort-

---

[7] Es wird sich hier immer die politische Frage der Kompensation zwischen Bund und den Ländern stellen.

schritts eine gestiegene Nachfrage nach stationären und ambulanten Gesundheitsdienstleistungen, andererseits existiert ein tradiertes Finanzierungssystem, das die demografische Entwicklung mit längerer Lebenserwartung finanziell nicht mehr oder nur mit Rationierung auffangen kann.[8] Auch wenn dies vonseiten der Gesundheitspolitik nicht offen ausgesprochen wird, zeigen dies die neuen Finanzierungsmodelle und Diskussionen (Bürgerversicherung, Kopfpauschalen). Die Zweiklassenmedizin und Rationierung ist schon längst beim Bürger angekommen. Dies wird vom Patienten und seinen Angehörigen zunehmend durch längere Wartezeiten in Sprechstunden, Wartelisten bei Operationen, Zuzahlungen, Einschränkungen bei den Leistungen, zu wenig Patientenzuwendung auf Stationen oder auch bei der Qualität der Leistung wahrgenommen. Der Patient beschwert sich hier im jeweiligen Einzelfall.[9] Auch liegen bei gesetzlichen Patienten nach wie vor kürzere Verweildauern als bei Privatpatienten vor, was durch das zusätzliche private und parallele Finanzierungssystem bedingt ist. Hier kann sich trotz DRG-System nach wie vor eine längere Liegedauer lohnen, insbesondere für den Wahlleistungsarzt, der Privatpatienten behandelt, was einen hohen Anteil seiner variablen Vergütung ausmacht.

Auch die Diskussionen im niedergelassenen Bereich hinsichtlich eines Austritts der Haus- und Fachärzte aus der Kassenärztlichen Vereinigung zeugen von unterfinanzierten Bereichen im Gesundheitswesen. In den südlichen Bundesländern wird diese Entwicklung noch mehr zu spüren sein, da dort aufgrund neuer Finanzierungsmodelle mit Pauschalisierungscharakter (z. B. Euro-EBM ab 2009) Gelder in westliche oder östliche Regionen gelenkt werden. Auch wird ein bundesweiter Basisfallwert zu neuen Allokationen führen. Die aktuelle Erhöhungsdiskussion der ärztlichen Gesamtvergütung im niedergelassen Bereich zeigt auch, dass die Finanzierung im ambulanten Bereich grundsätzlich zu niedrig ist und einer Anpassung bedarf, um eine flächendeckende Versorgung im Bundesgebiet sicherzustellen. Diese Situation kennt nicht nur der niedergelassene Arzt sondern auch Krankenhäuser, die Institutsambulanzen vorhalten.

Die gesetzliche Krankenversicherung und Krankenversorgung erlangte 1883 durch Bismarck einen wichtigen Versorgungsschritt, der im Laufe des 20. Jahrhunderts ein Auf und Ab erlebte. Die Entwicklung im Gesundheitswesen seit 1996, als die ersten Gesundheitsreformen durchgeführt wurden, muss als Rezession in der Gesundheitsversorgung bezeichnet werden, da die Nach-

---

[8] Die Krankenhäuser beziehen ihre Einnahmen von den Kostenträgern. Darüber hinaus erhalten diese von den Ländern Fördermittel (Pauschalmittel und Einzelförderungsmittel). Die Kostenträger erhalten primär ihre Einnahmen aus den Beitragssätzen der Arbeitgeber und Arbeitnehmer. Eine weitere Finanzierung besteht aus Einnahmen der privaten Krankenversicherung bei Wahlleistungen und Einnahmen von der Kassenärztlichen Vereinigung bei ambulanter Leistungserbringung.

[9] Der gemeinsame Bundesausschuss, der zunehmend qualitative und quantitative Einschränkungen in der stationären Gesundheitsversorgung vornimmt, wird von vielen als „Rationierungsbehörde" bezeichnet.

frage der deutschen Bevölkerung nach Gesundheitsdienstleistungen gestiegen ist, die finanziellen Gegebenheiten aber zu Rationierungen bei gesetzlich Versicherten und zur Begünstigung privater Versorgungsstrukturen geführt haben. In der Theorie soll dies nicht sein, in der Praxis ist dies aber Alltag. Dies bestmöglich operational zu managen, ist Aufgabe der Kostenträger, der ambulanten und stationären Leistungserbringer im Gesundheitswesen sowie der Krankenhaus-Verantwortlichen.

Ab 2009 wird es den Gesundheitsfonds mit einem einheitlichen Beitragssatz geben.[10] Für die einen ist der Gesundheitsfonds der Schritt in eine bessere und wirtschaftliche Gesundheitsversorgung, für die anderen ein gesetzlicher Verteilungsapparat, der eine marktwirtschaftliche Preisbildung nicht mehr zulässt. Der Gesundheitsfonds wird als Weg zur gesetzlichen Einheitskasse unter Ausschluss des Wettbewerbs unter den Krankenkassen bezeichnet. Gerade der einheitliche Beitragssatz führt zu viel Kritik, da sich dieser Preis nicht am Markt bildet, sondern staatlich verordnet wird. Sofern der Beitragssatz zu hoch festgelegt wird, so vermuten die Kritiker, wird das Gesundheitssystem überfinanziert und Anreize für eine wirtschaftliche Leistungserbringung fehlen, was die Lohnnebenkosten wieder ansteigen lässt. Ist der Beitragssatz zu niedrig festgelegt, seien Rationierungen im Gesundheitswesen sowie ein „Sterben" der Kostenträger vorprogrammiert. Gerade diese Erkenntnis führt dazu, dass sich die Kostenträger insbesondere um den Risikostrukturausgleich und damit um die Zusatzeinnahmen und weniger um ein sachgerechtes Preis-Leistungs-Verhältnis bemühen. Auch wird vonseiten der Kritiker des Gesundheitsfonds zum Beitragssatz angeführt, dass die Festlegung der Höhe des Satzes nach Kassenlage und nicht nach der Versorgungsnotwendigkeit erfolgen wird. Für die Festlegung der Höhe fehlen objektive und überprüfbare Kriterien. Ob die Kritiker Recht haben oder nicht, muss hier offen gelassen werden. Die Leistungserbringer sind aber von einer sachgerechten Finanzierung im Gesundheitswesen abhängig. Insofern bleibt die Wirkung des Gesundheitsfonds abzuwarten.

Unabhängig von dieser politischen Fragestellung müssen die gesetzlichen Krankenkassen mit den Beitragseinnahmen und den Einnahmen aus dem Morbiditäts-Risikostrukturausgleich (Morbi-RSA) auskommen. Die private Krankenversicherung wurde in diesen Fonds nicht einbezogen. Im Morbi-RSA werden insbesondere die Volkskrankheiten eine zunehmend wichtigere Rolle spielen. Neben den bisherigen Verteilungsschlüsseln im Risikostrukturausgleich, die sich insbesondere an Alter, Geschlecht und Einkommen orientieren, wird sich die Verteilung der Gelder unter den Krankenkassen auch an den Krankheiten orientieren. Hier war Streitfrage, inwieweit die Volkskrankheiten wie Diabetes mellitus Typ 1 und 2, Brustkrebs, koronare Herzerkrankungen, Asthma oder COPD, in den Morbi-RSA einbezogen werden. Hier liegt grundsätzlich auch ein Streitpunkt zwischen den günstigeren und

---

[10] Bis zum 01.11.2008 beschließt die Bundesregierung, wie hoch der einheitliche Beitragssatz sein wird.

an gesunden Versicherten orientierten Krankenkassen (Gruppe 1) und den klassischen Krankenkassen, die vielfach ältere und kränkere Versicherte im Portfolio haben (Gruppe 2). Es geht letztlich um die Frage, welche Krankenkassenart künftig mehr oder weniger Geld für ihre Ausgaben zur Verfügung hat bzw. eine Zusatzprämie erheben muss oder nicht, wenn die Ausgaben die Einnahmen übersteigen. Es ist zu erwarten, dass sich voraussichtlich die Gruppe 2 durchsetzen wird, da die Sozialversicherung letztlich kranken Menschen helfen bzw. deren Gesundung bezahlen muss, um kranke Menschen wieder dem Arbeitsprozess zuzuführen. Diese Krankenkassengruppe hat gerade in den vergangenen Jahren Disease Management Programme (DMP) im Rahmen der Volkskrankheiten wie Asthma bronchiale, koronare Herzerkrankungen oder Diabetes Mellitus I und II verstärkt umgesetzt und würde nunmehr durch den Morbi-RSA profitieren.[11] Damit werden diese Programme in Zukunft ein (noch) stärkeres Gewicht bekommen, da die DMP ein Teil des Finanzausgleiches der Krankenkassen untereinander mit Kopplung an die Morbidität der Versicherten ausmachen.[12]

Wenn es der einzelnen Krankenkasse nicht gelingt, ein ausgeglichenes Vermögen und Überschüsse vorzuweisen, muss diese ausschließlich von ihren Versicherten eine Zusatzprämie verlangen.[13] Für eine einzelne Krankenkasse ist es irrelevant, dass die gesetzlichen Krankenkassen insgesamt Überschüsse machen. Die Arbeitgeber tragen bei den Kostensteigerungen hierzu künftig keinen Beitrag mehr, da diese von Beitragssteigerungen abgekoppelt wurden. Hierdurch offenbart sich die Zielsetzung der Gesundheitspolitik, die Beitragssätze trotz demografischer Entwicklung und medizinischen Fortschritts stabil zu halten. Dies ist das Ziel, eine angemessene Gesundheitsversorgung wird zur Variablen. In 2007 hat die gesetzliche Krankenversicherung insgesamt 1,7 Mrd. Euro Überschüsse erzielt. Diese Überschüsse können auch als „Vorenthaltungen" bei der Gesundheitsversorgung bezeichnet werden.

Die Folgen im Gesundheitssystem könnten weitere Rationierungen, eine größere Schere zwischen privaten und gesetzlichen Kassenpatienten oder kostenpflichtige Zusatzleistungen sein. Im ambulanten Bereich werden bereits heute sogenannte Igel-Leistungen angeboten, die für eine notwendige Patientenbehandlung sinnvoll sein können. Hier sei beispielsweise die Knochendichtemessung angeführt, die von gesetzlichen Patienten separat bezahlt werden muss. Auch verfolgt die Gesundheitspolitik die Zielsetzung, die derzeit 219 Krankenkassen auf rund 50 Krankenkassen zu reduzieren, was die Existenz-

---

11 In der Vergangenheit haben die Kostenträger vielfach die DMP dazu genutzt, ihr Einkaufsmodell mit niedrigeren Vergütungen durchzusetzen.

12 Die inhaltliche Ausgestaltung erfolgt durch den Gemeinsamen Bundesausschuss (GBA).

13 Auch die Kostenträger stehen derzeit unter Druck, da es nach politischen Aussagen nur noch 50 Krankenkassen geben soll. Kostenträger, die eine Prämie erheben müssen, werden Versicherte verlieren. Darüber hinaus werden die Krankenkassen der Insolvenz unterliegen.

sorgen bei den Kostenträgern schürt. Von Krankenhausseite wird diese Entwicklung durchaus begrüßt, um Reibungsverluste zu verringern. Aber auch die Einführung des Spitzenverbandes Bund der Krankenkassen mit Sitz in Berlin ab Mitte 2008 wird Veränderungen in der Krankenkassenlandschaft mit sich bringen. Bisher haben sieben Einzelverbände der Krankenkassen die gemeinsamen Rahmenbedingungen organisiert bzw. haben ihre Positionen einzeln vertreten. Dies wird künftig Aufgabe des Spitzenverbandes Bund sein, der die gesetzlichen Koordinierungsaufgaben übernimmt. Alle vom Spitzenverband Bund[14] getroffenen Entscheidungen gelten künftig für alle Krankenkassen, Landesverbände und alle 70 Millionen gesetzlich Versicherten. Der Spitzenverband Bund wird künftig u. a. für Rahmenverträge und Vergütungsvereinbarungen, für die stationäre und ambulante Versorgung, die Vertretung der GKV-Interessen in der gemeinsamen Selbstverwaltung mit den Leistungserbringern auf Bundesebene oder für die Festsetzung von Festbeträgen für Arznei- und Hilfsmittel zuständig sein. Von dort werden aber auch Vorgaben für Vergütungsverhandlungen und Arzneimittelvereinbarungen auf Landesebene gemacht, die die Krankenhäuser tangieren.

Aktive politische Zielsetzungen wie die Sicherung der Beitragsstabilität tragen zu dieser destabilisierenden Entwicklung in der Krankenhauslandschaft bei. Letztlich sollen Arbeitsplätze durch niedrigere Arbeitskosten geschaffen werden. Der Preis hierfür sind starke Reduktionen bei den Arbeitsplätzen der stationären Leistungserbringer im Gesundheitswesen, die insbesondere im Pflegedienst sowie im Wirtschafts- und Versorgungsdienst durchgeführt worden sind. Aktuell wurde von Seiten der Politik angekündigt, dem Personalabbau im Pflegedienst durch eine Prämie entgegenzutreten. Gerade die Krankenhäuser, die in den vergangenen Jahren einen starken Personalabbau durchgeführt haben, werden je nach Ausgestaltung der Regelung bevorzugt.

Gerade dieser Widerspruch ist es, den sich private Klinikketten[15] zunutze machen, indem diese die Gewähr für eine „wohnortnahe, qualitativ hochwertige und bezahlbare Krankenhausversorgung" geben wollen. Wird hier die Gesundheit zur Ware, wie dies die Privatisierungsgegner anführen? Auch hier gibt es leider zwischenzeitlich Beispiele für misslungene Privatisierungsvorhaben.[16] Private Klinikketten können einige Prozesse besser steuern, als dies in öffentlich geführten Kliniken der Fall ist, insbesondere dann, wenn es sich um größere Ketten mit Einkaufsmacht handelt.[17] Allerdings haben private Klinikketten auch die Hürde einer unzureichenden Krankenhausfinanzierung zu nehmen. Es ist kein Widerspruch, dass private Klinikketten hierin auch ihre Chancen für ein weiteres privates externes Wachstum sehen. Je

---

14 Der Spitzenverband Bund wird von einem dreiköpfigen Vorstand vertreten.

15 Private Klinikketten sind die Rhön-Klinikum AG, Helios, Sana, Ameos.

16 Siehe Berichterstattung zur Insolvenz der Neuen Pergamon oder andere Beispiele unter www.kliniksterben.de.

17 Die Konzentration im Einzelhandel auf größere Ketten vor zehn Jahren hat dies vorgemacht.

mehr sich die Marktbedingungen für die stationäre Versorgung im Allgemeinen verschlechtern, umso mehr besteht für die privaten Anbieter die Chance, weitere Kliniken in öffentlich-rechtlicher oder konfessioneller Trägerschaft zu akquirieren und zu privatisieren. Dieses externe Wachstum ist ihr erklärtes Ziel. Die Budgetdeckelung, die Preissteigerungen bei den Sachkosten, Mehrwertsteuererhöhungen[18], steigende Energiepreise und Lohnsteigerungen bei den Tarifverhandlungen tragen dazu bei, die Privatisierung zu beschleunigen. Auch der Gesundheitsfonds wird voraussichtlich die Personalkosten in den Krankenhäusern ansteigen lassen, da seit Jahren viele Krankenhausmitarbeiter bei günstigeren Internet-Krankenkassen versichert sind und der durchschnittliche Beitragssatz für den Arbeitgeber ansteigen wird, den er bis zur Beitragsbemessungsgrenze mit 50 % für die Mitarbeiter anteilig zu bezahlen hat. Diese Beitragssatzerhöhungen treffen deshalb nicht nur die Versicherten, sondern anteilig auch die Arbeitgeber im Gesundheitswesen.

Die deutschen Krankenhäuser müssen heute grundsätzlich mit Fallpauschalen, sogenannten DRG[19], als Einnahmen auskommen, die sich am Schweregrad einer Behandlung orientieren. In 2008 existieren rund 1.137 verschiedene DRG, davon 1.089 bewertete und 43 unbewertete DRGs, für die eine Preisfindung erfolgen muss. Der DRG-Katalog hat seit 2003 wesentliche Änderungen erfahren und ist bis heute ein dynamisches System.[20]

Verweildauern, so wie es früher noch bei den tagesgleichen Pflegesätzen der Fall war, spielen eine untergeordnete Rolle, zumindest innerhalb der DRG-Finanzierung.[21] Aber auch die politisch gewollte Konkurrenz der Krankenhäuser untereinander trägt zur Verschlechterung der Situation weniger leistungsfähiger Krankenhäuser bei. Auch werden zwischenzeitlich enorme Summen für Beratungsleistungen gezahlt. Der Gesetzgeber hat den Krankenhäusern im Zeitablauf vielfältige Möglichkeiten für eine Verbesserung der Wertschöpfungskette insbesondere im ambulanten Bereich an die Hand gegeben. Diese Möglichkeiten wurden in der Vergangenheit von den Krankenhausträgern unterschiedlich umgesetzt. Es muss aber davon ausgegangen werden, dass dieser Anteil als Kompensation für weggefallene oder reduzierte stationäre Leistungssegmente einer unternehmerischen Planung einbezogen werden muss, um die Wertschöpfungskette zu verbreitern.

---

[18] Nach § 4 Nr. 16 UmStG unterliegen die stationären Gesundheitsleistungen nicht der Umsatzsteuerpflicht. In diesem Zusammenhang kann die gezahlte Vorsteuer auf den Wareneinsatz steuerlich nicht abgesetzt werden.

[19] Bei den DRG handelt es sich um ein diagnosebezogenes Entgelt je Fall.

[20] Neben den DRG bestehen Zusatzentgelte laut Katalog und krankenhausindividuell. Auf eine ausführliche Darstellung soll in dieser Abhandlung verzichtet werden.

[21] Im Rahmen der Fördermittelfinanzierung spielt die Auslastung durchaus noch eine Rolle.

Tabelle 1: Entwicklung der rechtlichen Möglichkeiten für Krankenhäuser

1989	ambulante Behandlung durch ermächtigte Krankenhausärzte	§ 116 SGB V
1989	Hochschulambulanzen	§ 117 SGB V
1989	sozialpädiatrische Zentren	§ 119 SGB V
1989	psychiatrische Institutsambulanzen	§ 18 SGB V
1993	ambulantes Operieren	§ 115b SGB V
1993	vor- und nachstationäre Behandlung	§ 115a SGB V
2000	Integrierte Versorgung	§§ 140a ff. SGB V
2004	ambulante Behandlung durch Krankenhäuser bei Unterversorgung	§ 116a SGB V
2004	Disease Management Programme (DMP)	§ 137f + g SGB V
2004	hochspezialisierte Leistungen	§ 116b SGB V
2004	Medizinische Versorgungszentren (Gründung/Kauf)	§ 95 SGB V
2007	Verbesserung der Belegarztvergütung	
2008	Konkretisierung der Öffnung für hochspezialisierte Leistungen	
2008	Ermächtigungen, Notfallbehandlungen (auf KV-Schein), D-Arzt-Fälle	

Die aufgezeigten gesetzlichen Entwicklungsmöglichkeiten sind von den Krankenhäusern unterschiedlich genutzt worden. Aber auch vonseiten der Kostenträger wurden Restriktionen eingebaut, die eine entsprechende Entwicklung verhindert haben. In einigen Bundesländern wurden je nach Kostenträgerart die Möglichkeiten für IV-Verträge (Integrierte Versorgung) eingeschränkt, da die Kostenträger davon ausgehen, dass dieses Instrument ausschließlich zu Fallzahlsteigerungen führt.

Die Gründe für eine fehlende Leistungsfähigkeit eines Krankenhauses können durch historische Träger- oder Managemententscheidungen[22] selbstverschuldet sein, sie können aber auch aus den allgemeinen Branchen- oder Regionalbedingungen resultieren. Es gibt aber nicht nur Verlierer, sondern auch Gewinner bei den Leistungserbringern. Ob derzeit Einschätzungen, dass die Krankenhäuser überwiegend positive Jahresergebnisse erwirtschaften, aussa-

---

[22] Fehlentscheidungen mit existenziellem Bezug können sein, die Leistungsprofilstärkung nicht vorgenommen oder eine schlechte Besetzung in der Geschäftsführung getroffen zu haben.

gekräftig sind, muss dahingestellt bleiben. Gerade solche Hinweise insbesondere aufseiten der Kostenträger verkennen, dass die Konvergenzphase noch nicht abgeschlossen ist und es hier noch zu anderweitigen Positionen kommen kann. Auch steigt die Notwendigkeit für die Krankenhäuser zu investieren, was durch vermehrten Fremdkapitaleinsatz Zinsbelastungen in den Bilanzen nach sich zieht. Ferner steigt die Inflation an, was zwangsläufig Überschüsse in den kommenden Geschäftsjahren wieder aufzehren wird. Leistungssteigerung und Möglichkeiten zur Erlössteigerung sind auch nur eingeschränkt möglich.

Der Leistungsstarke im Gesundheitswesen soll nach dem Reglement des Gesundheitswesens gewinnen, der Leistungsschwache soll und wird verlieren, d. h. vom Gesundheitsmarkt verschwinden. Aber auch eine durchschnittliche Leistungsstärke führt als Systembedingung im Gesundheitswesen eher zum Marktaustritt. Der Marktaustritt für einen stationären Leistungsanbieter bedeutet für eine zu versorgende Bevölkerung, dass diese künftig längere Wege in Kauf nehmen muss. Dies ist insbesondere in ländlichen Regionen und weniger in Ballungszentren der Fall. Aber auch in Ballungszentren können die Wege oftmals sehr lang sein. Gerade für ältere Patienten und in Städten ohne gute Anbindung von öffentlichen Verkehrsmitteln müssen längere Wegezeiten trotz eventuell kürzerer Strecken in Kauf genommen werden. Dadurch formieren sich überregionale Behandlungszentren für bestimmte Indikationsgruppen.

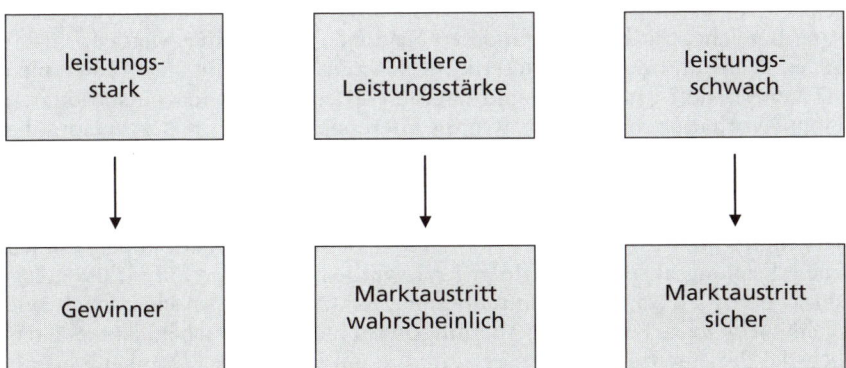

Abb. 1: Unternehmensentwicklung stationäre Leistungsanbieter

Auch politische oder von Fachleuten diskutierte Ansätze, die Investitionsfinanzierung auf diese leistungsorientierte Basis aus der Hand der Kostenträger zu stellen, die so genannte Monistik, werden die Sanierungsnotwendigkeiten der Kliniken und die Privatisierungstransaktionen erhöhen. Dies umso mehr, wenn künftig nicht mehr die einzelnen Bundesländer, ihre Ministerien und Regierungen über die knappen Investitionsmittel, sondern die Kostenträger perspektivisch hierüber entscheiden werden, wenn dieser Finanzierungsbereich in 10 bis 15 Jahren auch Teil des Gesundheitsfonds werden sollte. Deren Kalkül ist nicht notwendigerweise deckungsgleich mit den Zielvorstellungen der Planungsbehörden. Die leistungsschwachen Kliniken, die es bisher z. B. durch Trägerzuschüsse oder andere Einnahmen (wie z. B. einen hohen Anteil von Privatpatienten) geschafft haben, werden perspektivisch auch existenzielle Probleme bekommen. Sie werden sich vom Gesundheitsmarkt verabschieden, privatisiert bzw. größeren öffentlichen, konfessionellen oder freigemeinnützigen Klinikketten zugeführt.[23] Es darf aber nicht übersehen werden, dass in einigen Bundesländern sich bereits heute anteilig die pauschalen Fördermittel an den Leistungen, d. h. an Fallzahlen und Gewichten, orientieren.[24] Sofern die Fördermittel perspektivisch über den Gesundheitsfonds verteilt werden, wird diese Quote durchaus 90 % übersteigen.

Die gesetzlichen Krankenkassen, im Folgenden Kostenträger genannt, müssen als Hauptfinanzier die stationären Aufenthalte bezahlen. Um die Beitragssatzstabilität einzuhalten oder die Existenz der eigenen Krankenkasse zu sichern, ist nachzuvollziehen, dass die Krankenkassen kein Interesse an steigenden und höher gewichteten Fallzahlen im stationären Bereich haben, die sie damit letztlich zu finanzieren haben und in den Bilanzen der Kostenträger zusätzliche Ausgaben und Belastungen darstellen. Im Gegenteil, es ist zu erwarten, dass vermehrt Einkaufsmodelle durch die Kostenträger gefordert werden, um dieser Entwicklung nachzukommen.

Dies wird gerade vor dem Hintergrund des Gesundheitsfonds ab 2009 existenziell für die Kostenträger sein. Krankenhäuser können durch neue Leistungsbereiche, die bisher in anderen Regionen vorgehalten werden, ihr eigenes Profil und damit ihr internes Wachstum und somit ihre Einnahmen stärken.[25] Die Kostenträger sind dagegen an einem Abbau von stationären Doppelvorhaltungen in einer Region interessiert, da sie in der Versorgung in erster Linie Ausgaben einsparen möchten, letztlich auch zur Sicherung ihrer eigenen Existenz. Es bleibt auch abzuwarten, ob wie von den Kostenträgern gefordert, Einkaufsmodelle (elektiv wird selektiv) in den nächsten Jahren auf die Krankenhäuser zukommen. Gerade Regionen, in denen noch keine Leistungsabsprachen erfolgt sind, werden von dieser Entwicklung verstärkt betroffen sein. Die Zentrenbildung ist dem ersten Anschein nach eine nachvollziehbare Forderung. Allerdings wird hierbei übersehen, dass es letztlich die Patienten und Einweiser sind, die ein bestimmtes Krankenhaus als

---

[23] Es sei angemerkt, dass die Sicherstellung der Gesundheitsversorgung durch die Landesplanung erfolgt. Auch dort fehlt ein Gesamtüberblick über potenzielle Insolvenzen und Schließungen. Letztlich ist die Sicherstellung der Gesundheitsversorgung grundsätzlich gewährleistet, da private Klinikträger den Versorgungsauftrag durch Kauf vom bisherigen Träger übernehmen.

[24] In Bayern werden 60 % der pauschalen Fördermittel nach Leistungen und nicht nach Auslastungen bezahlt.

[25] Dies gilt im Rahmen des Versorgungsauftrages.

regionalen Gesundheitsdienstleister auswählen. Der Patient stimmt immer „mit den Füßen" ab, auch wenn Beeinflussungen durch Lenkungsmodelle der niedergelassenen Ärzte oder durch Einschreibeprogramme der Kostenträger (z. B. DMP-Programme) erfolgen. Der Patient möchte grundsätzlich wohnortnah und qualitativ hochwertig versorgt werden. In vielen Fällen ist es ihm auch gleichgültig, ob er ein konfessionelles, öffentliches oder privates Krankenhaus aufsucht.

Eine Konzentration von Leistungen durch die Kostenträger oder durch die Bündelung von Trägerschaften auf bestimmte oder nur einen regionalen Leistungsanbieter kann aber auch bedeuten, dass Patienten dann in andere Regionen abwandern, wenn die hiesige Bevölkerung aus nachvollziehbaren (rationalen) oder weniger nachvollziehbaren (emotionalen oder motorischen) Gründen das wohnortnahe Angebot eines Krankenhauses ablehnt. Die Folge ist: Sie suchen ein anderes, entfernteres Krankenhaus auf und es wird eine größere Fahrtzeit in Kauf genommen. Dies ist kein Widerspruch zum grundsätzlichen Wunsch der wohnortnahen Versorgung, sondern ist ein mehrstufiger Entscheidungsprozess. In der Praxis gibt es genug Beispiele, die zeigen, dass Bündelungen von Versorgungsschwerpunkten zu Abwanderungen von Patienten geführt haben. In dem einen Fall kann es gelingen, in dem anderen aufgrund spezifischer Verhältnisse eben nicht.

Gründe für diese Patientenwanderung können ein schlechtes Krankenhausimage, eine subjektiv oder objektiv schlechte ärztliche Versorgung, schlechte persönliche oder familiäre Erfahrungen aus der Vergangenheit etc. sein. Aber auch lange Wartelisten auf elektive Eingriffe und Operationen schrecken Patienten und Niedergelassene ab. Kleine Dinge wie eine schleppende Arztbriefschreibung, Befundübermittlung oder Erreichbarkeit des behandelnden Krankenhausarztes durch niedergelassene Ärzte können für Patientensteuerungen und -bewegungen ursächlich sein. Letztlich folgt der Patient nicht nur rationalen, sondern auch emotionalen und motorischen Entscheidungsmustern, wie die Verhaltenswissenschaft belegt. Dies gilt auch für den Einweiser, wobei hier auch monetäre Gründe eine Rolle spielen können, da niedergelassene Ärzte auch Unternehmer sind, die ihre Existenz und getätigten Investitionen sichern müssen. Die Herkunft von ärztlichen Einweisern, z. B. in welchem Krankenhaus die Facharztausbildung absolviert wurde oder wo man Oberarzt geworden ist, lassen sich oftmals nicht verleugnen und fördern das ein oder andere Einweisermanagement. Es ist auch Praxis, dass Krankenhäuser aktive Niederlassungsstrategien mit Kooperationsmodellen mit ihren ehemaligen Oberärzten durchführen, um Einweiser und damit letztlich auch Patienten an das Krankenhaus zu binden.

Nachdem die allgemeinen Rahmenbedingungen der Krankenhäuser im Gesundheitswesen sowie anstehende Entwicklungen skizziert worden sind, soll im Folgenden auf die Entscheidungsstrukturen in deutschen Krankenhäusern näher eingegangen werden. Diese unterschiedlichen Entscheidungsstrukturen sind es, die den Rahmen für die Geschäftsführungen und Führungskräfte vorgeben. Neben den Bedingungen in den einzelnen Trägerschaften spielt auch die Unternehmensentwicklungsphase, in der sich das jeweilige Krankenhaus befindet, eine wesentliche Rolle. Damit soll deutlich werden, dass alles Handeln und Nichthandeln eine Ursache haben, die es im folgenden Kapitel näher zu betrachten gilt.

2 Entscheidungsstrukturen in deutschen Krankenhäusern

Vordergründig könnte man unter gleichen Rahmenbedingungen für alle Krankenhäuser annehmen, dass es nicht erheblich ist, welche Entscheidungsstrukturen bestehen. Dies ist aber nicht der Fall, was in diesem Kapitel herausgearbeitet werden soll.

Im Folgenden sollen zwei Differenzierungen, einerseits bei den Trägerstrukturen, andererseits bei den Managementstrukturen, vorgenommen werden. Diese Unterscheidung ist sinnvoll, um zu verdeutlichen, dass die unterschiedlichen Trägerstrukturen grundsätzliche Auswirkungen auf die Sanierungsfähigkeit eines Krankenhauses haben. Die unterschiedlichen Trägerstrukturen zeigen auch ihre Auswirkungen auf das Management der jeweiligen Klinik.

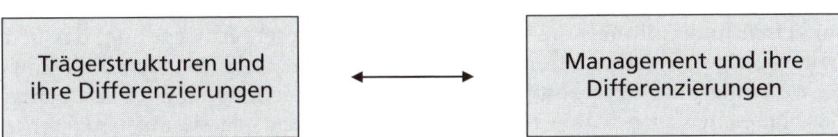

Abb. 2: Differenzierungen Träger- und Managementstrukturen

2.1 Trägerstrukturen und ihre Differenzierungen

In der Praxis zeigt sich, dass die Trägerschaften und auch die bestellten Geschäftsführungen bedeutenden Einfluss auf die Situation der Kliniken haben.

Private Trägerschaften, insbesondere dann, wenn sie sich ihr Geld vom Kapitalmarkt beschaffen, haben primär oder ausschließlich betriebswirtschaftlich orientierte Entscheidungsstrukturen. Politische oder konfessionelle Aspekte finden regelmäßig wenig Platz in den privaten Kalkülen.[26] Auch die

---

[26] Ausnahmen von der Regel können bestehen, wenn in den Kaufverträgen entsprechende Regelungen getroffen worden sind.

Geschäftsführungen in privaten Trägerschaften arbeiten unter anderen Bedingungen und nach anderen Wertmaßstäben und Unternehmensphilosophien.[27] Dies ist aber fast schon selbsterklärend, da die Prämie für das vom Kapitalmarkt erworbene Geld zukünftig regelmäßig und tendenziell steigend von den Kliniken in privater Trägerschaft erwirtschaftet werden muss. Aber auch die Notwendigkeit, steigende Aktienkurse zu erzielen, spielt eine wesentliche Rolle, da private Klinikträger nicht selbst zum Übernahmekandidat von anderen Klinikgesellschaften oder Fonds durch sinkende Aktienkurse werden möchten. Der Aktienmarkt ist aber weniger an Qualitäten oder sozialen Aspekten wie zum Beispiel einer Arbeitsplatzsicherung interessiert, was für eine Kommune insbesondere in strukturschwachen und industriearmen Regionen ein wichtiger Aspekt sein kann. Private Klinikketten bieten regelmäßig eine größere Gewähr für optimierte Prozesse und Organisationsstrukturen sowie die finanzielle Potenz, größere Investitionen durchführen zu können. Volkswirtschaftlich formuliert, es wird privates, verzinsliches Geld eingesetzt, eine Dienstleistung als Ware erbracht, um letztlich mehr Geld zu erwirtschaften.[28]

Auch die gebündelte Einkaufsmacht sowie Möglichkeiten der Produktstandardisierung stellen Vorteile privater Klinikketten dar. Der private Klinikmanager und die strategischen und operativen Konzernverantwortlichen sind in der Hierarchie zielstrebiger und gewinnorientierter. In den privaten Klinikketten findet oftmals das Betriebsverfassungsgesetz Anwendung, das den Mitarbeitervertretern weitreichende Möglichkeiten einräumt, aber diese häufig zu wenig für die Verbesserung von Arbeitnehmerrechten oder tariflichen Gegebenheiten in privaten Kliniken genutzt werden, da sie auf eine starke und homogene Trägergruppe treffen.[29] Auch stehen die Mitarbeitervertreter immer vor dem Dilemma, sich für ein Wachstum der privaten Klinikkette einerseits und die Mitarbeiterinteressen andererseits einsetzen zu müssen. Hier besteht ein nachvollziehbarer Interessenkonflikt. Gerade in den Outsourcingprojekten der privaten Klinikträger zeigt sich die Schwäche der Betriebsräte, da sich die Gegenwehr in erster Linie auf eine politische bzw. öffentliche Gegenwehr konzentriert.

Konfessionelle Kliniken, egal ob als Stiftungen, in Kirchengemeinden oder dergleichen geführt, unterliegen regelmäßig nicht dem Betriebsverfassungs-

---

[27] Die Geschäftsführungsverträge sehen oftmals neben einem Fixum eine erfolgsabhängige Vergütung mit ausschließlichem Bezug auf das Betriebsergebnis, d. h. auf das reine Zahlenwerk, vor.

[28] Die klassische Volkswirtschaftslehre geht von einer Tauschwirtschaft aus, die in der Formel (Ware/Geld/Ware) zum Ausdruck kommt. Tatsächlich hat die Ware bzw. die Dienstleistung aber einen anderen Charakter im kapitalistischen System (Geld-Ware-(Mehr)Geld), was seinen betriebswirtschaftlichen Ausfluss in der Rendite findet. Geld ist nicht Mittel zum Tausch, sondern das Ziel.

[29] Im Rahmen von Privatisierungen ist es nicht unüblich, dass die Mitarbeitervertretungen und die Gewerkschaften politischen Druck gegen die Privatisierung ausüben. Grundlage ist der antizipierte Arbeitsplatzverlust.

gesetz und haben dadurch Möglichkeiten, Organisationsveränderungen ohne größere Mitbestimmung durchzusetzen. Langwierige Verhandlungen im Rahmen von Interessenausgleichs- und Sozialplanverhandlungen bei Outsourcingmaßnahmen können so unterbleiben. Auch finden regelmäßig keine Tarifverhandlungen statt, da die Tariffindung über die Arbeitsrechtliche Kommission der Kirchen erfolgt. Konfessionelle Kliniken haben es auch zunehmend verstanden, regionale Verbünde zu bilden und ihre gemeinsamen Möglichkeiten durch Leistungsprofilierungen, gemeinsame Einkaufsmöglichkeiten und Standardisierungen zu nutzen, um dem finanziellen Druck zu begegnen.[30] Die Entscheider vor Ort haben allerdings auch konfessionelle Gegebenheiten zu berücksichtigen, die bei privaten Trägerschaften kaum eine Bedeutung haben. Größere konfessionelle Trägerschaften werden vielmehr als Konkurrenz aufgefasst. Das Kosten-Gewinn-Verhältnis wird in kirchlichen oder freigemeinnützigen Trägerschaften insofern relativiert. Allerdings bleiben bebaute Grundstücke oftmals bei GmbH-Gründungen beim Träger und es müssen hierfür Mieten und Pachten erwirtschaftet werden, was eigentlich einer Prämie für den Eigentümer gleichkommt.[31]

In öffentlich-rechtlichen Krankenhäusern gibt es nochmals andere Bedingungen. Einige Kliniken sind in Trägerschaft eines Landkreises, einer Kommune, eines Landschaftsverbandes, eines Bezirkes oder eines Bundeslandes, ohne hier alle abschließend aufzählen zu wollen. Die Gesundheitsversorgung der Bevölkerung einer Region hat hier nochmals eine andere Bedeutung, als dies in privaten oder konfessionellen Trägerschaften der Fall ist. Politische Verhältnisse haben oftmals einen starken Einfluss auf die jeweilige Geschäftsführung und die Unternehmensbedingungen. Die private Trägerschaft führt den Personalabbau vor dem Hintergrund der Gewinnmaximierung bzw. der Stabilisierung von Aktienkursen durch. In konfessionellen Kliniken wird dieser Personalabbau in der Regel ohne betriebsbedingte Kündigungen und weitestgehend sozialverträglich durchgeführt, allerdings sukzessive und nachhaltig. Zielsetzung ist dabei, die konfessionelle Einrichtung um jeden Preis zu stabilisieren, da ein Verlustausgleich des Trägers nicht erfolgen soll oder kann.

In öffentlich-rechtlichen Kliniken, vor allem in kommunalen Kliniken und ganz besonders in strukturschwachen Regionen wird ein Krankenhaus als wichtiger Arbeitgeber für die Bevölkerung gesehen. Ein gemessen an der Leistungsentwicklung der Klinik notwendiger Personalabbau wird hier oftmals halbherzig oder gar nicht durchgeführt. Vom Management durchgeführte Restrukturierungen führen in diesen Trägerschaften häufig nicht zu sinkenden Personalkosten, da trotz Produktivitätssteigerungen der Personalabbau nicht oder nur halbherzig durchgeführt wird. Es ist auch festzustellen, dass gerade Kliniken in strukturschwachen Regionen sehr viele Plätze in Krankenpflegeschulen vorgehalten werden, die den Bedarf der ausbildenden Klinik

---

[30] Konfessionelle Verbünde sind u. a. die Franziskaner zu Münster oder die Franziskaner zu Olpe. Dies gilt auch für freigemeinnützige Krankenhausverbünde.

[31] Das Gemeinnützigkeitsrecht sieht hierin primär eine Vermögensverwaltung.

an Schülern oftmals nicht Rechnung trägt. Auch wenn die Schüler durchaus auch Entlastungen bringen, sind oftmals beim ärztlichen und pflegerischen Personal Belastungen zu verspüren. Ärzte müssen Unterricht an der Schule halten, Pflegekräfte müssen neben ihrer eigentlichen Stationstätigkeit Praxisanleiteraufgaben übernehmen.

Dies ist Ergebnis der Trägerschaft und trägt der sozialen Verantwortung für Arbeitsplätze einer Kommune Rechnung. Im Gegenteil, durch die Parallelität von Outsourcingmaßnahmen und dem fortwährenden Einsatz von eigenem Personal steigen oftmals die Personalkosten, auch wenn diese Mitarbeiter in anderen Klinikbereichen eingesetzt werden.[32] Die Ursachen liegen darin, dass trotz Strukturänderung keine betriebsbedingten Kündigungen ausgesprochen worden sind. Diese Konsequenz liegt einer öffentlichen Trägerschaft und ihrer Geschäftsführung fern. Eine klare Linie für die eine oder andere Konzeption erfolgt oftmals nicht. Gerade diese Halbherzigkeiten führen zur Erhöhung der finanziellen Unterdeckung, die die Kommune aus ihrem Haushalt ausgleichen muss. Langfristig droht der Klinik die Privatisierung, wenn dieser Haushaltsausgleich nicht mehr gewünscht oder für die Kommune finanziell nicht mehr leistbar ist. Dies gilt insbesondere dann, wenn kein Verlustausgleich erfolgte und sich das Eigenkapiteln aufzehrt.

Insofern muss festgehalten werden, dass für die Geschäftsführung unterschiedliche Gestaltungsbedingungen durch die Trägerschaft vorgegeben sind. Hierin liegen auch die Ursachen für eine effiziente Krankenhaussanierung, die später durch einen privaten Klinikträger nachgeholt werden. Hier sollte sich die Trägerschaft Gedanken machen. Die im Rahmen der Einführung aufgezeigten Entwicklungen im Gesundheitswesen machen vor den unterschiedlichen Trägerschaften nicht Halt. Auch die bundespolitischen Vorgaben müssen vor Ort einer Lösung zugeführt werden, um das Krankenhaus vor einer Insolvenz oder einer Privatisierung zu schützen. Hier sind die öffentlichen Trägerschaften in einem ganz besonderen Maße gefordert.

2.2 Managementstrukturen und ihre Differenzierungen

Die Managementstrukturen sollen aus zwei Perspektiven betrachtet werden. Einerseits unter den Bedingungen der Trägerschaften, andererseits unter den Bedingungen der jeweiligen Unternehmensentwicklungsphase, d. h. im Rahmen der Sanierungsphase auf der einen Seite und im Rahmen der Privatisierungsphase auf der anderen Seite.

---

[32] Die Fluktuation ist in diesen Bereichen oftmals niedrig und die Ausfallraten überdurchschnittlich hoch.

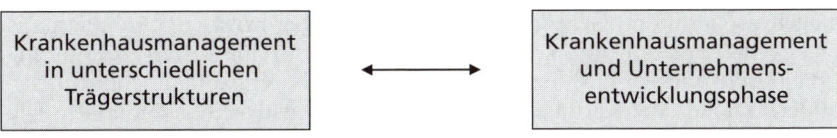

Abb. 3: Differenzierung Managementstrukturen

2.2.1 Krankenhausmanagement in unterschiedlichen Trägerstrukturen

Jede Trägerschaft hat ihre eigene Gremienstruktur. Diese Gremien bestellen bei unterschiedlichen Satzungen und Geschäftsordnungen, Unternehmensphilosophien und Zielvorstellungen ihre Geschäftsführungen.[33] Die bestellten Geschäftsführer müssen sich den grundsätzlich identischen Branchenbedingungen, abgesehen von regionalen Unterschieden, aus dem Gesundheitsmarkt, aber auch vor dem Hintergrund der unterschiedlichen Trägerschaften und Ausgangsbedingungen stellen.

Ein bestellter Geschäftsführer in einer privaten Klinikkette hat andere Zielvorgaben und wird andere Fähigkeiten haben müssen, als dies bei Geschäftsführern in öffentlich-rechtlichen oder konfessionellen Trägerschaften der Fall ist. Hierbei kommt es nicht auf die Methodenkompetenz, die fachlichen Kenntnisse oder Fähigkeiten an, die ohnehin Grundbedingungen für ein erfolgreiches Management sind. In privaten Klinikketten steht das Betriebsergebnis der Klinik, die Umsatzrendite und deren permanente Steigerung im Vordergrund jeglicher und täglicher Tätigkeit der Geschäftsführung. Die soziale Kompetenz tritt in den Hintergrund.

Renditen müssen in privaten Trägerschaften darüber hinaus grundsätzlich jedes Jahr gesteigert werden. Zielvorgaben sind einzuhalten. Dieser Druck auf der einen Seite sowie der Druck durch die Mitarbeiterschaft und deren Gremien auf der anderen Seite müssen von der privaten Geschäftsführung ausgehalten werden. Private Klinikketten verändern Organisationsstrukturen, Tarifbedingungen und Denken konsequent über Outsourcingmaßnahmen bzw. setzen dies trotz hohem Konfliktpotenzial in der Mitarbeiterschaft um. Hier sind Konflikte mit den Gewerkschaften, Betriebsräten und Mitarbeitern regelmäßig vorprogrammiert. Der Geschäftsführer ist letztlich von den privaten Kapitaleignern eingesetzt und muss deren Vorgaben und Zielsetzungen berücksichtigen, was sich in Geschäftsführerordnungen und Dienstver-

---

[33] Der Begriff Geschäftsführung oder Geschäftsführer wird hier synonym für die erste Position als Krankenhausdirektor, Verwaltungsdirektor, Vorstand etc. verwendet. Auf die Unterschiede soll hier nicht weiter eingegangen werden. Auf entsprechende Abhandlungen, die diese Unterschiede herausgearbeitet haben, wird verwiesen.

trägen wiederfindet. Gerade in Dienstverträgen bei privaten Klinikketten ist das Betriebsergebnis ein wesentliches Merkmal für eine variable Vergütung. Qualitative oder soziale Aspekte treten in den Hintergrund, auch wenn sich anderslautende Beteuerungen in den Unternehmensflyern finden lassen. Diese Funktion übernehmen häufig Betriebsräte und Gewerkschaften, teils wird auch die Presse eingebunden.

Ein bestellter Geschäftsführer in einer öffentlich-rechtlichen Klinik oder einer konfessionellen bzw. freigemeinnützigen Klinik hat andere Vorgaben und Zielsetzungen als im privaten System. Dies wird nicht nur durch anderslautende Geschäftsführerverträge deutlich, die die betriebswirtschaftliche Erfolgskomponente weniger im Fokus haben und auch qualitative Aspekte enthalten. Dies ist bei den privaten Klinikketten anders. In konfessionellen Kliniken wird darüber hinaus erwartet, dass sich die Geschäftsführung an christlichen Grundwerten bzw. der jeweiligen konfessionellen Zugehörigkeit orientiert. Dies ist Grundlage der Dienstverträge. Häufig muss „die richtige Konfession" nachgewiesen werden, um in einer konfessionellen Klinik Geschäftsführer werden zu können.

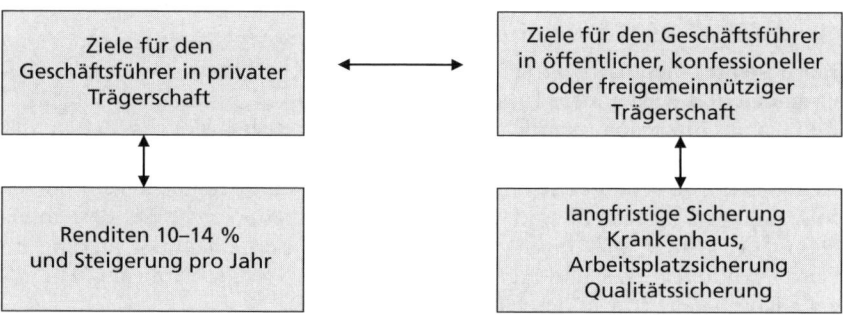

Abb. 4: Differenzierte Zielsetzungen der Geschäftsführungen

2.2.2 Krankenhausmanagement und Unternehmensentwicklungsphase

Die Managementstrukturen in den deutschen Klinken sind nicht nur durch die Trägerschaften bestimmt, wie dies oben dargestellt wurde. Unterschiede in den Managementstrukturen können sich aber auch durch die jeweilige Unternehmensentwicklungsphase ergeben. Hier sollen die Sanierungsphase und die Privatisierungsphase unterschieden werden. Gerade in Sanierungsphasen von öffentlichen oder konfessionellen Krankenhäusern finden sich zunehmend auch Strukturen von privaten Trägerschaften wieder, zumindest ansatzweise. Auch die Sanierungsgeschäftsführung ist der privaten Geschäftsführung ähnlich, allerdings steht hier nicht die Renditeerzielung, sondern die langfristige Sicherung des Krankenhauses im Vordergrund, d. h. ein Leistungsausbau unter wirtschaftlichen Strukturen und Prozessen. Beide Unternehmensentwicklungsphasen (Sanierungs- und Privatisierungsphase) stellen besondere Arbeitsbedingungen an die Geschäftsführung.

In Phasen der Privatisierung ist es nicht unüblich, dass bereits Interimsgeschäftsführer von der Trägerschaft eingesetzt werden, die häufig mit dem Ende der Privatisierungsphase ausscheiden.[34] Die privaten Klinikübernehmer stellen dann ihr eigenes Management.[35] Sofern in dieser Phase noch der bisherige, verwaltende Geschäftsführer tätig ist, findet hier oftmals eine Fluktuation nach der Übernahme statt.

Auch ist zu erkennen, dass mit der beginnenden Privatisierungsphase, d. h. mit Entscheidung des Trägers zur Privatisierung, eine gewisse Eigenbeschäftigung sowie oftmals eine Art Stillstand in der Unternehmensentwicklung stattfinden. Mit Beginn der Privatisierungsphase erfolgt die Suche nach einem Transaktionsberater durch Geschäftsführung und Trägerschaft. In dieser Phase treten oftmals aktive Marktstrategien des Krankenhauses oder aktive Organisationsveränderungen des Krankenhauses selbst bzw. durch die Geschäftsführungen initiiert in den Hintergrund. Dies resultiert aus der Einstellung, dass „man es selbst nicht mehr schaffen kann" und auf den „neuen Herrn im Hause" und seinen Konzepten und Kompetenzen warten möchte.

Das operative Management ist im Rahmen der Privatisierungsphase mit der Zusammenstellung von Daten und Zahlen für die geplante Transaktion stark beschäftigt. Es darf auch nicht verkannt werden, dass diese Phase subjektive Unsicherheitsgefühle mit sich bringt und die medizinischen und kaufmännischen Leistungsträger an andere Arbeitgeber mit vermeintlich höherem Sicherheitspotenzial verloren gehen können. Bestenfalls führen diese Verunsicherungen zu niedrigen Produktivitäten, die nach einer Klinikübernahme erfahrungsgemäß wieder ansteigen, da „man zeigen möchte, was man kann" und oftmals ein Auswahlprozess stattfindet.

---

[34] Der dortige Geschäftsführer ist entweder abbestellt worden oder hat selbst eine neue Herausforderung gesucht.

[35] Größere Träger haben eigene Nachwuchsförderungsprogramme und bereiten auf diese Tätigkeit jahrelang vor.

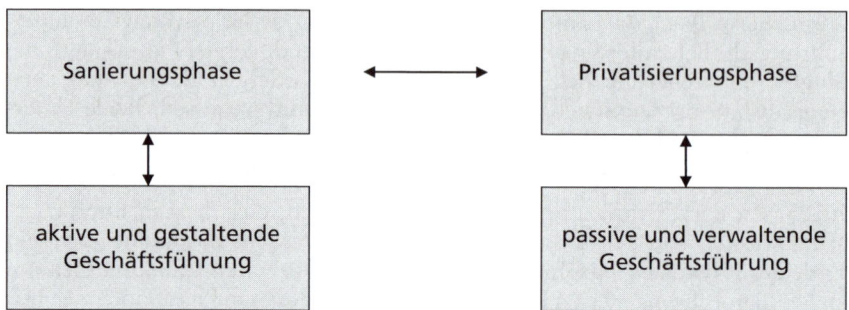

Abb. 5: Art der Geschäftsführung nach Phasen

Eine erfolgreiche Krankenhaussanierung bedarf eines geschickten Managers, der klare Zielvorstellungen hat, Überzeugungsarbeit leisten kann und Mitarbeiter sowie weitere Anspruchsgruppen mit Bezug auf die Zielsetzungen mitnimmt. Auch benötigt er eine Umsetzungsstärke trotz Widerstände. Ziel und wesentlicher Auftrag des Sanierungsmanagements ist es, den (Anteils-)Verkauf des Krankenhauses zu vermeiden und das Krankenhaus für die Zukunft strategisch und wirtschaftlich wieder fit zu machen. In dieser Phase findet häufig auch eine personelle Substitution im operativen Management, d. h. auf der zweiten Ebene, statt, da Defizite der Vergangenheit nicht mehr toleriert werden.

Es stellt sich die Frage, welche Rolle in diesen beiden Phasen der Sanierung und Privatisierung die Gremien und deren Funktionsträger spielen sollten. Im Rahmen der Privatisierung sollten sicherlich die Gremien bzw. deren Funktionsträger, die den Träger vertreten, vorrangig unter Hinzunahme von Beratern die Unternehmensziele definieren. Trägerseitig ist ein Einmischen angesagt. In der Sanierungsphase erscheint es aber angebracht, dass kompetente und führungsstarke Manager „das Sagen haben" und die Unternehmensziele vorgeben. Ein Einmischen durch den Träger sollte sich auf wesentliche Eckpunkte konzentrieren. Dies schließt aber nicht aus, dass die Krankenhausgremien in den Sanierungsprozess einbezogen werden, unliebsame und unpopuläre Managemententscheidungen mittragen und ihrer Kontrollaufgabe als Funktionsträger gerecht werden.

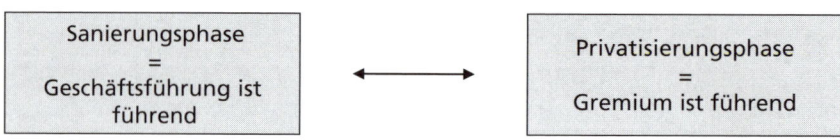

Abb. 6: Federführung in den Phasen

Beide Phasen, die Sanierung und Privatisierung, sind insofern differenziert zu betrachten. In der Sanierungsphase spielt der mehrperiodische Masterplan eine entscheidende Rolle. Der Masterplan muss von der Geschäftsführung eventuell unter Hinzuziehung von externen Beratern und Wirtschaftsprüfern aufgestellt werden. Der Masterplan gibt dabei die wesentlichen Entwicklungsschritte und finanziellen Wirkungen als Planvorgaben für die kommenden Jahre vor.

Im Rahmen der Privatisierungsphase steht das Transaktionsverfahren im Blickpunkt. Dieses Transaktionsverfahren muss organisiert und vorbereitet werden, was eines versierten Beraters oder Beratungsunternehmens zur Unterstützung der Trägerschaft bzw. des potenziellen Veräußeres bedarf. Der Abschluss des Transaktionsverfahrens mündet in den Kauf- oder Konsortialvertrag. Zum Übernahmestichtag geht die veräußerte Klinik an den neuen, privaten Eigentümer (Anteilseigner) über. Dies gilt auch dann, wenn der Veräußerer künftig noch eine Minderheitsbeteiligung vorsieht.

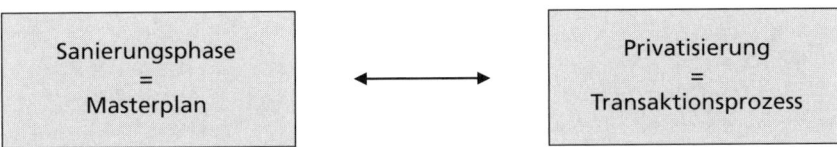

Abb. 7: Masterplan und Transaktionsprozess

31

3 Mehrperiodischer Masterplan in der Sanierungsphase

In der Sanierungsphase sollte das vom Gremium ausgewählte Sanierungsmanagement und nicht das Trägergremium die Unternehmensziele vorgeben und für die Umsetzung verantwortlich sein. Damit ist nicht gemeint, dass sich das Gremium oder die Betriebsräte bzw. Mitarbeitervertretungen aus der aktiven Entwicklung völlig heraushalten sollten.

Sich einzubringen setzt aber voraus, dass vonseiten des Managements ein mehrperiodiger, transparenter und überprüfbarer Masterplan als Sanierungsplan mit Eckpunkten und als Feinplanung aufgestellt wird. Dieser Plan muss von den Krankenhausgremien, der Klinikleitung und der Vertretung der Mitarbeiter mitgetragen werden. Ohne Schulterschluss und gemeinsame Umsetzung dieses Masterplanes wird die Sanierung in den wenigsten Fällen erfolgreich sein und damit zur Liquidation oder zur Privatisierung des Krankenhauses führen. Dies gilt nach Auffassung des Verfassers auch dann, wenn kein transparenter und schlüssiger Masterplan aufgestellt wird.

Das Einhalten dieses Masterplanes in der Umsetzungsphase gilt für alle Beteiligten und alle Verantwortungsträger, auch bei unliebsamen Projekten des Masterplanes sowie einer eventuell hieraus resultierenden negativen Öffentlichkeit.[36] Diese können sich zum Beispiel durch die Verhandlung eines Haustarifvertrages oder die Gründung einer Servicegesellschaft mit schlechteren Konditionen für die Mitarbeiter ergeben. Die Notwendigkeit, den Masterplan zu befolgen, gilt für ein Krankenhaus in öffentlich-rechtlicher Trägerschaft umso mehr, da dessen Gremium oftmals mit Vertretern aus der Politik besetzt ist und für negative Presse „anfälliger" ist. In privaten Klinikketten ist zwar eine negative Öffentlichkeit auch nicht erwünscht, sie wird aber in Kauf genommen, wenn durch Veränderungen größere Renditebeiträge erreichbar sind.

Der mehrperiodische Masterplan mit integrierter Feinplanung sollte folgende Bestandteile mindestens haben:

- Stärkung des Leistungs- und Erlöswachstums,
- Optimierung von Organisationsstrukturen, Produktivitäten und Prozessen,

---

[36] Unliebsame Entscheidungen können z. B. make or buy-Entscheidungen sein. Sanierungen stehen im Fokus der Öffentlichkeit und der Presse und sind regelmäßig negativ belegt.

- Prüfen von „make or buy" in der sekundären und tertiären Leistungsstruktur,
- Prüfen von neuen tariflichen Regelungen (Haustarifvertrag),
- Prüfen von Produktstandardisierungen im medizinischen Sachbedarf,
- Verbesserungen bei den Einkaufskonditionen durch Einkaufsgenossenschaften,
- Betonung des Finanz-, Wirtschaftlichkeits- und Investitionskonzeptes und
- Prüfen von Kooperationen, Holdingkonstrukten oder Fusionen.

Die Sanierungsphase sollte inklusive der Zeit für die Aufstellung des Masterplanes innerhalb von zwei Jahren abgeschlossen sein. Die Gründe für dieses Zeitfenster liegen zum einen darin, innerhalb einer gewissen Zeitspanne den Plan erfolgreich mit Ergebniswirkung umgesetzt zu haben. Zum anderen soll die Veränderungsphase, die auch Verunsicherungen bei den Mitarbeitern und eventuell auch eine negative Öffentlichkeit nach sich zieht, in einem überschaubaren Zeitfenster abgeschlossen sein. Gerade diese Phase ist durch eine große Verunsicherung und Anspannung bei den Mitarbeitern und der Trägerschaft gekennzeichnet. In dieser Zeit ist es auch durchaus möglich, insbesondere von den Mitarbeitern Erschwernisse und Veränderungsbereitschaft abzuverlangen. Dies sind insbesondere ein höhere Einsatzflexibilität, Steigerungen in der Produktivität oder finanzielle Einschnitte. Es darf auch nicht verkannt werden, dass die Spielregeln im Gesundheitswesen stetigen Veränderungen und politisch motivierten Experimenten unterliegen und eher zu Einschränkungen bei der stationären Versorgung führen. Von den Kostenträgern werden vermehrt Selektivverträge zur Steuerung der elektiven Patienten und der Patientenanzahl im stationären Sektor gefordert. Es bleibt abzuwarten, ob die Gesundheitspolitik den Kostenträgern das Instrument des Einkaufsmodells an die Hand gibt. Dies hätte für die einzelnen Leistungserbringer bzw. regionale Angebote möglicherweise verheerende Folgen. Auch würden diese Selektivverträge zu einem weiteren Preisdumping führen, das regionale Kliniken unter Druck setzt.

Auch sollte während dieser Phase von der Geschäftsführung eine aktive Kommunikationsplanung im Umgang mit der Presse, der Öffentlichkeit und den Mitarbeitern aufgestellt werden. Die Geschäftsführung ist gut beraten, in dieser Zeit viel über Presseinformationen, Mitarbeiterzeitschriften und Betriebs-/Mitarbeiterversammlungen zu informieren. Aber auch der persönliche Einsatz sollte nicht unterschätzt werden. Die Geschäftsführung muss hier durch Fleiß und Engagement mit gutem Beispiel für die Mitarbeiterschaft vorangehen. Über diesen Weg kann ein Teil der Unsicherheit bei den Mitarbeitern abgemildert und Gerüchten aktiv entgegengetreten werden.

Im Rahmen der Sanierung ist es nicht nur wichtig, für diese Unternehmensphase eine adäquate Geschäftsführung zu haben. Oftmals muss auch die operative Managementstruktur auf der zweiten Ebene einer Überprüfung unterzogen werden. Entsprechende Führungskräfte sollten danach beurteilt werden, ob diese „kopflastig für die Sanierung"[37] stehen und entsprechende Methoden- und Umsetzungskompetenz besitzen. Aber auch eine hohe soziale Kompetenz ist notwendig, um die belastenden Prozesse der nächsten zwei Jahre erfolgreich begleiten zu können. Gerade diese Führungskräfte haben unter Umständen viele Jahre wenig Veränderung erfahren oder wurden wenig aktiv begleitet. Sie müssen nunmehr Veränderungsprozesse aktiv begleiten können. Gerade hier ist der „Blick über den Tellerrand" gefordert, der selten vor der Sanierungsphase stattgefunden hat. Wichtig ist es aber auch, dass klare Zielsetzungen und der Entscheidungsrahmen festgelegt werden. Die Mitarbeiter sollten zu einem eigenverantwortlichen und erfolgreichen Handeln angeleitet werden.

Diese qualitative Personalüberprüfung des operativen Managements sollte zeitnah mit Umsetzung des Masterplans durch ein qualifiziertes Assessment erfolgen[38], um mit Beginn der Umsetzungsphase externe Besetzungen realisiert zu haben. Für Neubesetzungen von qualifiziertem Personal muss eine Zeitspanne von vier bis sechs Monaten eingeplant und es sollte hier eine versierte Personalberatung eingeschaltet werden, die den Gesundheitsmarkt kennt. In öffentlichen Kliniken ist es nicht unüblich, dass auch Beamte in den Kliniken eingesetzt bzw. vom Träger gestellt werden. Auch hier sollte eine Überprüfung der Mitarbeiterqualitäten mit Blick auf die Zukunftsausrichtung durchgeführt werden. Die Kommune muss hier ihren Beitrag zur Sanierung des Krankenhauses leisten und eventuell Beamte aus dem Krankenhaus versetzen, wenn dies vor dem Hintergrund eines negativen Assessments angebracht erscheint. Letztlich muss sich auch dies einer erfolgreichen Sanierungszielsetzung unterordnen.

Der Masterplan hat verschiedene, teils integrale Bestandteile (idealtypisch), wobei das medizinische Konzept mit Blick auf den Markt im Vordergrund steht. Das medizinische Konzept gibt die künftige Leistungs- und Marktstrategie des Krankenhauses vor. Die hier getroffenen Entscheidungen bestimmen die Erlöse der künftigen Geschäftsjahre. Hier ist insbesondere „der Blick nach außen" wichtig. Das Betriebs- und Personalkonzept hat eher einen innenbezogene Perspektive, die zu effizienten und wirtschaftlichen Strukturen führen sollen. Das Investitions- und Finanzkonzept soll die beiden externen und internen Betrachtungen investitions- und liquiditätsmäßig unterstützen bzw. soll einen Beitrag für eine wirtschaftlichere Entwicklung des Krankenhauses leisten.

---

[37] Hiermit ist die persönliche Einstellung der jeweiligen Führungskraft gegenüber der Sanierung gemeint.

[38] Im Rahmen des Assessments sollten Managementeigenschaften wie Kooperationsfähigkeit, Teamverhalten, Kontaktverhalten, Kommunikation, Planung, Durchführung und Kontrolle, kreatives Problemlösen, Konfliktbewältigung, Lernfähigkeit, flexibles Denken, Verhandlungsgeschick, Entscheidungsfreude/-festigkeit, Leistungsmotivation, Antrieb, Durchsetzungsvermögen, Belastbarkeit, Selbstvertrauen, persönliche Reflexion, Führungsanspruch/Delegation, Mitarbeiterführung, überzeugendes Auftreten abgeklärt werden.

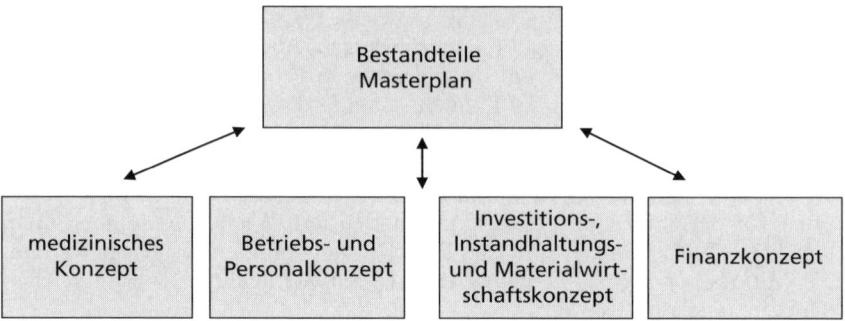

Abb. 8: Bestandteile Masterplan

3.1 Medizinisches Leistungskonzept

Die Stärkung des Leistungsprofils des sich in der Sanierung befindlichen Krankenhauses ist eine der wesentlichen Aufgaben innerhalb der Sanierungsphase. Zielsetzung ist es, das interne Leistungswachstum und damit die Erlössituation des jeweiligen Krankenhauses zu verbessern. Ausgangspunkt der Betrachtung ist eine sogenannte Markt- und Umfeldanalyse, die die derzeitige Ist-Situation des Krankenhauses und ihrer einzelnen medizinischen Fachabteilungen sowie die Marktmöglichkeiten aufzeigen soll.

Dabei darf aber nicht verkannt werden, dass sich das Krankenhaus in einem regulatorischen Umfeld bewegt, das u. a. durch die Dogmatik der Beitragssatzstabilität, Integrierte Versorgungsverträge (IV)[39], Disease Management Programme (DMP)[40], eine Sektorenkonkurrenz zum ambulanten Bereich[41], Kooperationen und Versorgungsnetzwerke der Leistungsanbieter gekennzeichnet ist. Beim Ausbau des Leistungsspektrums muss allerdings mit einer Gegenwehr der Kostenträger in der Budget-/Entgeltverhandlung oder später

---

[39] Integrierte Versorgungsverträge gibt es z. B. im Bereich der Endoprothetik oder Herzinsuffizienzen. Die Anzahl der Integrierten Versorgungsverträge betrug im Jahre 2005 rd. 643 Verträge und im Jahr 2008 rd. 5.475 Verträge. Aus diesen Zahlen ist ersichtlich, dass die Bedeutung der IV-Verträge in den vergangenen Jahren stetig zugenommen hat. Die IV-Verträge konnten zwischen Krankenkassen und Leistungserbringer ohne Einbezug der Kassenärztlichen Vereinigung erfolgen. Die IV-Verträge wurden aus der 1 %-Pauschalregelung (§ 140d SGB V) angeschoben und laufen Ende 2008 aus.

[40] DMP-Programme sind Chroniker-Programme, bei denen sich die Kostenträger eine größere Einflussnahme auf die medizinische Versorgung gesichert haben. Hierzu gehören u. a. Diabetiker, Herzkranke, chronisch Lungenkranke oder Brustkrebserkrankte. Zielsetzung ist es, verschiedene Sektoren zu verbinden.

[41] Konkurrenz besteht u. a. beim ambulanten Operationspotenzial oder der Behandlung von onkologischen Patienten in Tageskliniken.

durch die Einschaltung des MDKs gerechnet werden. Diese Sachverhalte sind in die Kalküle und medizinisch-betriebswirtschaftlichen Simulationen einzubeziehen. Die Umstellung von dem bis 1995 geltenden System mit ausschließlich tagesgleichen Pflegesätzen undifferenziert über alle Abteilungen, über ein System mit zugleich abteilungsbezogenen Pflegesätzen sowie Fallpauschalen und Sondergelten ab 1996 hat das DRG-System seit 2003 den Blick für das eigene Leistungsgeschehen innerhalb und außerhalb der Krankenhäuser deutlich erhöht. Da das DRG-System ein lernendes System ist, wird sich die Transparenz noch weiter erhöhen.[42]

Die Markt- und Umfeldanalyse soll als analytisches Instrument dem Management helfen, Patientenströme, Stärken und Schwächen im Leistungsportfolio rechnerisch einzuschätzen. Zielsetzung ist es, in einen Wettbewerb um Patienten mit den Wettbewerbskrankenhäusern einzutreten und geplante Mehrleistungen zu generieren. Es wird hierdurch zwangsläufig zu einer Spezialisierung der Fachabteilungen sowie einer Ausweitung des Leistungsspektrums kommen. Aufgrund der reduzierten Liegezeiten durch die DRG können auch vorhandene Kapazitäten durch neue Leistungen oder eine Steigerung bestehender Leistungen erfolgen. In den vergangenen Jahren hat auch eine Verlagerung auf teure Leistungen stattgefunden, um eine Erlösoptimierung und einer Vermeidung von Fehlbelegungen durchzuführen. Auf das Instrument der strategischen Verlegung zwischen den Krankenhäusern unterschiedlicher Versorgungsstufen soll hier nicht weiter eingegangen werden. Allerdings stellt dies auch ein gutes Instrument zur Erlösoptimierung dar.

In vielen Fällen liegt als Entscheidungsgrundlage für das Management nur eine Einschätzung aus der eigenen Empirie vor. Die eigene Marktposition des Krankenhauses und der jeweiligen medizinischen Fachabteilungen kann im Rahmen einer rechnerischen Marktanalyse mit Bezugnahme auf die DRG durch Zahlen und Grafiken dargestellt werden. Hieraus besteht für das Management die Möglichkeit, eine eigene aktive und prospektive Marktstrategie für das Krankenhaus zu entwickeln, aber auch den Daten der jeweiligen Planungsbehörde sowie den Kostenträgern entgegenzutreten. Auch bietet das Ergebnis der Markt- und Umfeldanalyse die Möglichkeit, mit den Leitern der jeweiligen medizinischen Fachabteilungen Zielvereinbarungen auf Basis von Planungsdaten und der festgelegten Abteilungsstrategie zu treffen, was einer regelmäßigen Managementkontrolle zugeführt werden kann.

Die Markt- und Umfeldanalyse führt eigene Leistungsdaten des Krankenhauses und Benchmarkwerte zusammen und kann diese sodann auf individuellen Karten und Diagrammen darstellen.[43] So ist beispielsweise ersichtlich, wie sich die Marktausschöpfung als Soll-Ist-Vergleich für ein Krankenhaus

---

[42] Verfeinerte Kalkulationen finden derzeit im Bereich Handchirurgie und Frührehabilitation statt.

[43] Auf eine eingehende und detaillierte Darstellung der Markt- und Umfeldanalyse soll in dieser Abhandlung verzichtet werden.

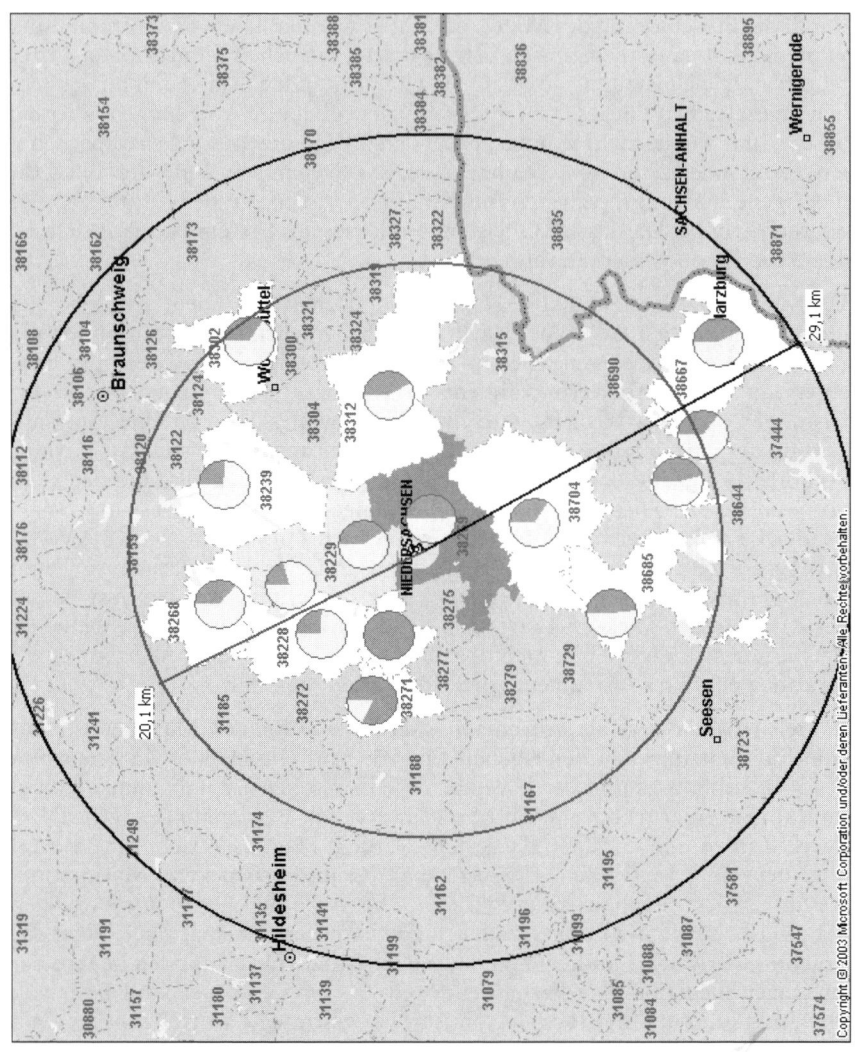

Abb. 9: Marktradius einer Beispielregion

darstellt. Die Markt- und Umfeldanalyse bedarf zunächst einer externen und internen Datensammlung.

Externe Daten können aus den Qualitätsberichten der Mitbewerber[44], Bevölkerungsdaten beim Statistischen Bundesamt oder der Bevölkerungsprognose

---

[44] Die Qualitätsberichte werden i. d. R. alle zwei Jahre neu erstellt. Einige Klinikketten veröffentlichen für ihre Klinik jährlich entsprechende Qualitätsberichte.

der Bertelsmannstiftung, Daten zur Krankenhaushäufigkeit beim InEK oder den Statistischen Landesämtern gewonnen werden, Daten über Einweiser von der Kassenärztlichen Bundesvereinigung.

Die internen Daten können aus den § 21-Datensätzen[45] entnommen werden. Einer Auswertung können aber auch Einweiserstatistiken zugeführt werden. Diese können sodann Aufschluss darüber geben, welche Einweiser aus welchen Versorgungsgebieten dem Krankenhaus elektive Patienten zuweisen. Sofern diese Auswertung mit dem DRG-System, d. h. mit den gewichteten Patienten, in Korrelation gebracht wird, ist ersichtlich, welches Patientengut durch die einweisenden Ärzte einem Krankenhaus oder einer Fachabteilung zugewiesen wird. Die Auswertung ist entsprechend zu interpretieren und eine Einweiserstrategie gemeinsam mit der jeweiligen medizinischen Fachabteilung festzulegen.

Die Markt- und Umfeldanalyse hat mehrere Zwecke. Auch sind die Ergebnisse durchaus geeignet, diese als Zielvorgaben für die Chefärzte zu verwenden. Gerade im ärztlichen Bereich bedarf es einer klaren Orientierung für die Abteilung. Zielvorgaben, die schriftlich als Zielvereinbarungen abgeschlossen und quantifiziert werden, können überprüft oder im Rahmen von variablen Vergütungsmodellen eingesetzt werden.

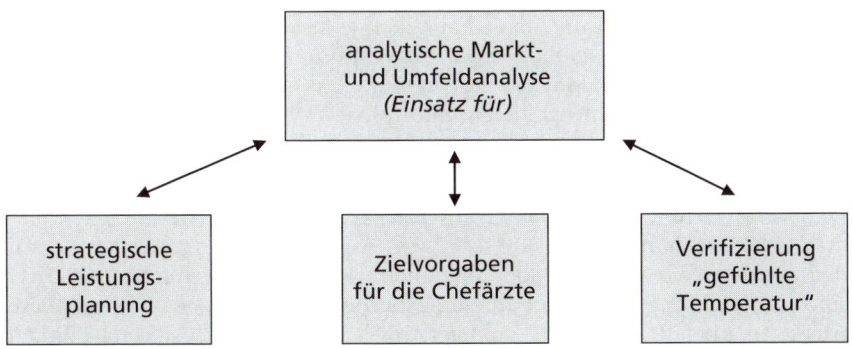

Abb. 10: Zielsetzung Markt- und Umfeldanalyse

Methodisch erfolgt durch die Markt- und Umfeldanalyse eine Verknüpfung von statistischen Krankheitsdaten und Bevölkerungsdaten mit den Ist-Daten

---

[45] Siehe § 21 Krankenhausentgeltgesetz.

des Krankenhauses. Hierdurch ergibt sich ein Soll-Ist-Vergleich, der einer Abweichungsanalyse zugeführt werden kann.[46, 47]

Folgende Kennzahlen sind zu ermitteln:

Tabelle 2: Kennzahlen Marktanalyse

Kennzahl	Ermittlungsformel
statistische Krankenhaushäufigkeit	$\dfrac{\text{Krankenhaushäufigkeit}}{\text{Bevölkerung im Bundesgebiet}}$
Markterwartung	Bevölkerung der Region multipliziert mit statistische Krankenhaushäufigkeit
Marktausschöpfung (Marktanteil)	$\dfrac{\text{Ist-Fälle der Klinik eines Jahres}}{\text{Erwartung (InEK)}}$
Marktpotenzial	Erwartung – Ist-Fälle

Bei der statistischen Krankenhaushäufigkeit geht es darum festzustellen, wie oft bestimmte Krankheitsbilder stationär vorkommen. Sofern diese ermittelte Krankenhaushäufigkeit mit der Bevölkerungszahl einer Region, z. B. abgegrenzt nach Postleitzahlengebieten, multipliziert wird, entsteht die Markterwartung. Diese wird in einem letzten Schritt in Beziehung zu den Ist-Fällen gebracht, was das Marktpotenzial darstellt.

Diese Auswertung kann sowohl auf Krankenhausebene wie auch auf medizinischer Fachabteilungsebene erfolgen. Auch kann die Auswertung nach den vorgegebenen MDCs[48] oder aber auch nach Clustern erfolgen. Die DRG sind grundsätzlich nicht fachabteilungsbezogen, so dass sich für genauere Aussagen die Clusterbildung anbietet. Im Rahmen der Clusterung können auch DRG aus unterschiedlichen MDCs zusammengeführt werden, da bei bestimmten Clustern oder Erkrankungen DRG aus unterschiedlichen MDCs zusammengebracht werden müssen. Die Cluster bieten auch die Möglichkeit

---

[46] Hierdurch werden Entscheidungen auf eine rationale Basis gebracht. Gefühlte Probleme wie z. B. eine schlechte Chefarztbesetzung, eine schlechte Zuweiserpflege, eine unzureichende Öffentlichkeitsarbeit und Imagebildung treten hierdurch oftmals ans Tageslicht. Es können aber auch Investitionsentscheidungen, z. B. bei der Anschaffung eines Links-Herz-Katheder-Messplatzes, mit Zahlen untermauert werden.

[47] Auf Problemstellungen wie die Qualität der Qualitätsberichte der Mitbewerber, Katalogwechsel, unterjährige Auswertungen oder Auswahl von Analysetools soll in dieser Abhandlung nicht weiter eingegangen werden.

[48] Siehe Fallpauschalenkatalog zur Major Diagnostic Category (MDC).

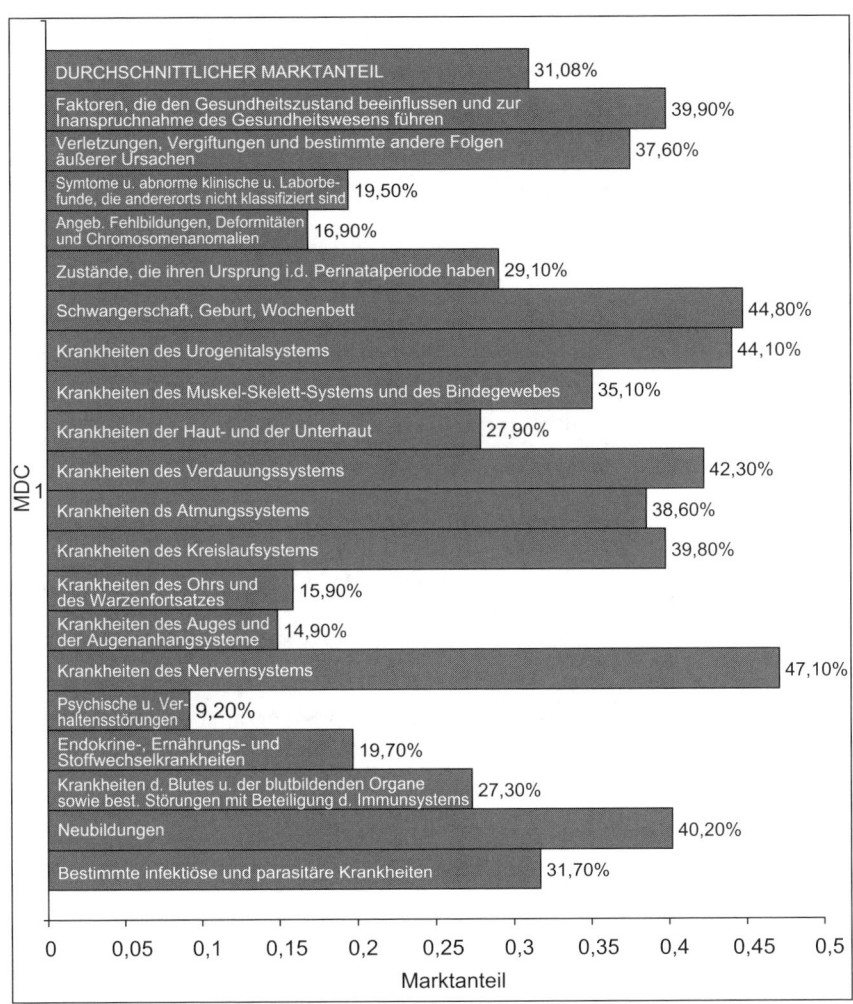

Abb. 11: Auswertungen nach MDCs

der relativ eindeutigen Zuordnung zu medizinischen Fachabteilungen, was ohne Clusterung schwerlich möglich ist.

Die untere Abbildung gibt die Darstellung nach MDCs wieder, die aber weniger aussagekräftig als eine Clusterung ist. Eine Clusterung der DRG sollte daher stets vorgezogen werden. Es stellt sich grundsätzlich aber immer die Frage, welche Cluster zu bilden sind. Über die Cluster kann ermittelt werden, wo Stärken und Schwächen im Leistungsportfolio liegen.

41

Cluster können u. a. im operativen Bereich wie folgt gebildet werden (hier nur Beispiele)[49]:

- Endoprothetik (Orthopädie/Unfallchirurgie),
- Wirbelsäulenerkrankungen konservativ/operativ (Orthopädie/Unfallchirurgie oder Neurochirurgie),
- Handchirurgie (Unfallchirurgie),
- große Unfallchirurgie,
- Gynäkologie, Malignome,
- große Urologie,
- Polytrauma.

Cluster können u. a. in der inneren Medizin wie folgt gebildet werden (hier nur Beispiele):

- Gastroenterologie, Malignome,
- Gastroenterologie, Hepatologie,
- Kardiologie, Arrhythmien,
- Kardiologie, koronare Herzkrankheit.

Im Rahmen der Analyse sollten auch Detailfragestellungen wie die Altersstruktur, Anteil Notfälle und elektiver Fälle, Auswertungen nach Wochentagen, Auswertungen des ambulanten Potenzials durchgeführt werden. Diese Auswertungen können die Aussagekraft erhöhen beziehungsweise das Bild abrunden.

Die obige Auswertung sollte durch Zusatzanalysen ergänzt werden. Zusatzinformationen können folgende fallzahlbezogenen Kennzahlen bilden:

$$\text{Marktausschöpfung des Krankenhauses nach Fallzahlen} = \frac{\text{Ist-Fälle des Krankenhauses p. a.}}{\text{regionale Einwohnerzahl gesamt}}$$

$$\text{Anteil elektiver Patienten} = \frac{\text{Ist-Fälle mit Einweisungen}}{\text{Ist-Fälle des Krankenhauses p. a.}}$$

Gerade der Anteil der elektiven Patienten mit Bezugnahme auf die Gesamtfälle kann einen Hinweis auf den Zuspruch des Krankenhauses bei den niedergelassenen Ärzten geben.

Es muss auch unterstellt werden, dass der elektive Leistungsbereich zunehmend durch die Kostenträger selektiert wird. Genauere Analysen können hier Aussagen über die Sensibilität des Leistungsspektrums auf künftige Einkaufsmodelle liefern. Vor dem Hintergrund der Einkaufsmodelle sollte eine Stärkung der Notfallversorgung erfolgen bzw. eine Strategie des Krankenhauses festgelegt werden, da dieser Versorgungsbereich perspektivisch nicht den Einkaufsmodellen unterliegen wird.

---

[49] Es sollen hier nur einige wenige Beispiele zur Erläuterung aufgeführt werden.

Auch Auswertungen, die die Cluster in Beziehung zu den einweisenden Ärzten bringen, können Aussagen darüber treffen, ob auch schwere Fälle von Haupteinweisern dem Krankenhaus zugeführt werden. Auf der Grundlage dieser Analyse können Maßnahmen festgelegt werden, die zu einer Verbesserung des Einweiserportfolios führen.

Es muss im Rahmen der Analyse ferner festgelegt werden, auf welche Region sich die Auswertung beziehen soll. Diese Festlegung ist wichtig, um das Marktpotenzial mit den erbrachten Ist-Leistungen in ein Verhältnis setzen zu können. In der Praxis werden oft Grenzen von 15 Kilometern oder 30 Kilometern festgelegt.[50] Grundlage können aber auch Entfernung und damit Abgrenzungen nach Minuten wie z. B. eine halbe Stunde Fahrzeit sein.[51] Gerade in Großstädten kann die Abgrenzung nach Fahrtzeiten sinnvoll sein. Die Abgrenzung sollte nach Postleitzahlen erfolgen. Schwierigkeiten können sich ergeben, wenn zum Beispiel ein Klinikträger im abgrenzenden Bereich zwei Betriebsstätten hat, so dass es zu Überschneidungen kommen kann. Auch bedarf es einer genaueren Erörterung der Festlegung, wenn das Krankenhaus in der Nähe zu einer Großstadt liegt.

Das Ergebnis kann folgender Matrix bzw. dem folgenden Portfolio auf Gesamtkrankenhausebene entnommen werden. Die Matrix verdeutlicht, dass das Krankenhaus im Rahmen seines bestehenden Angebots-/Leistungsspektrums ein hohes Marktpotenzial von 120 DRG oder 11.000 Gewichten nicht ausschöpft. Die Ursachen hierzu können vielfältig sein. Gründe könnten unter anderem sein (hier nur Beispiele), dass

- eine starke Mitbewerbersituation vorliegt,
- ein Mitbewerber mit einer gleichen Fachdisziplin einen Integrierten Versorgungsvertrag geschlossen hat,
- kein gutes Einweisermanagement erfolgt,
- eine niedrige Produktivität vorliegt,
- die ärztliche Leistung keine Anerkennung bei Patienten und Einweisern erfährt,
- eine Fachabteilung ein zu enges Spektrum ausweist oder
- Voraussetzungen für die DRG-Abrechnung (z. B. bei Komplexpauschalen) nicht gegeben sind.

Zielsetzung muss es sein, das Leistungsportfolio des Krankenhauses weiter auszubauen und das Portfolio zu differenzieren.

---

[50] Auf Probleme in der Abgrenzung, z. B. bei Landkreiskrankenhäusern in Nähe zu einer Großstadt oder die Festlegung, ob bei starker Konkurrenztätigkeit das rechnerische Potenzial nur anteilig herangezogen werden kann, soll in dieser Abhandlung verzichtet werden.

[51] Eine Abgrenzung nach Fahrtzeiten und nicht Kilometern kann u. a. in Ballungsgebieten mit guter Autobahnanbindung eine Rolle spielen.

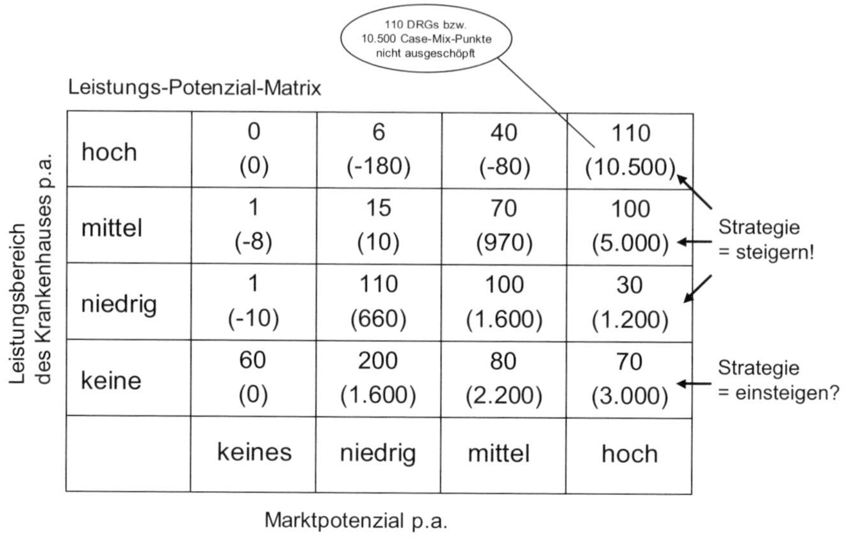

Leistungs-Potenzial-Matrix

		keines	niedrig	mittel	hoch	
Leistungsbereich des Krankenhauses p.a.	hoch	0 (0)	6 (-180)	40 (-80)	110 (10.500)	110 DRGs bzw. 10.500 Case-Mix-Punkte nicht ausgeschöpft
	mittel	1 (-8)	15 (10)	70 (970)	100 (5.000)	Strategie = steigern!
	niedrig	1 (-10)	110 (660)	100 (1.600)	30 (1.200)	
	keine	60 (0)	200 (1.600)	80 (2.200)	70 (3.000)	Strategie = einsteigen?
		keines	niedrig	mittel	hoch	

Marktpotenzial p.a.

Abb. 12: Leistungs-Potenzial-Matrix

Die obige Matrix soll auch verdeutlichen, dass das Beispielkrankenhaus ein hohes Marktpotenzial von 70 DRG oder 3.000 Gewichten einer Versorgungsregion nicht ausschöpft, allein aus dem Umstand, dass sich ein bestimmtes Leistungsspektrum derzeit nicht im Portfolio des Krankenhauses befindet aufgrund einer fehlenden Fachdisziplin, eines fehlenden Teilsegmentes oder einer fehlenden ärztlichen Besetzung. Hier gilt es im Rahmen der Strategiefestlegung zu definieren, ob ein entsprechendes Spektrum als Hauptabteilung oder auf Oberarztebene realisiert werden kann. Im Folgenden soll deutlich werden, dass zwei konservative Fächer wie die Neurologie und die Medizinische Klinik (Teilgebiet Pulmologie) aufgewertet werden, sofern zwei chirurgische Disziplinen wie eine Neurochirurgie oder eine Thoraxchirurgie am Beispielkrankenhaus installiert werden können.

So könnte Ergebnis der Analyse sein, dass am entsprechenden Krankenhaus zwar eine Neurologie vorhanden ist, die u. a. Parkinsonerkrankungen oder Schlaganfälle behandelt. Durch eine fehlende Abteilung für Neurochirurgie fehlen im Spektrum der Neurologie aber auch Leistungssegmente aus den operativen Disziplinen. Dies weniger durch Wirbelsäulenerkrankungen, sondern durch die Mitbehandlung von Schädel-Hirn-Verletzten. Es ist nicht unüblich, dass im Rahmen der Hauptabteilung Medizinische Klinik mit Schwerpunkt Kardiologie auch pulmologische Leistungen erbracht werden. Auch hier könnte eine operative Thoraxchirurgie das pulmologische Leistungsspektrum aufwerten und eine eigene Hauptabteilung angedacht werden.

Aber auch im Bereich der Belegabteilungen können neue Modelle gesucht werden. Für Belegärzte ist das Belegarztsystem in den vergangenen Jahren wirtschaftlich zunehmend reduktiv. Auch die Kostenträger prüfen eine stationäre Behandlung von Patienten sehr genau. Vor diesem Hintergrund sollte vom Management überprüft werden, inwieweit das Leistungsspektrum im Belegarztsystem ausgebaut werden kann. Gerade im Bereich von HNO-Abteilungen stehen oft Tonsilektomien (Mandelentfernungen) im Vordergrund der stationären Behandlung. Im Rahmen des Aufbaus eines Tumorzentrums kann unter Umständen die Installierung eines HNO-Tumorspektrums im Belegarztsystem eine sinnvolle Überlegung sein. Sofern dieses Spektrum durch die vorhandenen HNO-Belegärzte oder HNO-Ärzte in der Versorgungsregion nicht leistbar ist, sollte eine Neuausschreibung eines Belegarztvertrages nach § 103 Abs. 7 SGB V erfolgen. Hierdurch ist es möglich, einen neuen Vertragsarztsitz über einen Sonderbedarf zu generieren und geeignete HNO-Operateure aus anderen Versorgungsregionen oder Kliniken für den Ausbau des Leistungsspektrums des planenden Krankenhauses zu gewinnen.

In diesem Zusammenhang sollte sich das Management auch mit den Möglichkeiten der ärztlichen Weiterbildung beschäftigen, da Markt- und Umfeldanalyse sowie die strategische Personalpolitik einander bedingen. Im Rahmen der Weiterbildung ist es heute notwendig, dass zwei Fachärzte mit den Fach- und Zusatzbezeichnungen verfügbar sind, um die Weiterbildung durchführen zu können, ohne dass dies zu einer Abwanderung von Assistenzärzten führt. Dies ist für die strategische Personalpolitik sehr wichtig, um qualifizierte Ärzte für das jeweilige Krankenhaus zu halten und vor dem Hintergrund des Ärztemangels gewinnen zu können.

Nicht nur durch die DRG ergibt sich die Notwendigkeit einer fachabteilungsbezogenen Zusammenarbeit. Auch ist zu erwarten, dass die zertifizierte Zentrenbildung künftig eine wichtige Rolle spielen wird. Dies gilt als rationaler Qualitätsmaßstab für Patienten und Einweiser auf der einen Seite oder für eine rationale Gegenstrategie zum Einkaufsmodell der Kostenträger auf der anderen Seite. Zunächst werden organbezogene Zentren gebildet, die zunehmend zu Metazentren entwickelt werden. Durch eine disziplinenübergreifende Zusammenarbeit können die Voraussetzungen für die Zentrenbildung geschaffen werden. Die Zentrumsbildung bildet künftig insbesondere neben Risikogeburten (Perinatalzentrum) auch für organbezogene Zentren wie für Darmerkrankungen, Prostataerkrankungen, Gefäßzentrum, Krebszentrum, Kontinenzzentrum, Traumazentrum oder ein Gefäßzentrum eine wichtige strategische Rolle.[52] Gerade das Krebszentrum kann eine wichtige Schaltstelle um das Darm- und Prostatazentrum bilden.

Ohne die Verfügbarkeit von zertifizierten Zentren am Krankenhaus ist zu erwarten, dass einerseits die Patienten dorthin abwandern werden, andererseits die Behandlungsfinanzierung durch die Kostenträger bei Krankenhäusern

---

[52] Das Klinikum Landshut ist das erste Klinikum mit drei zertifizierten Organzentren.

ohne zertifizierte Organzentren perspektivisch abgelehnt wird.[53] Aber auch im Rahmen künftiger Einkaufsmodelle durch die Kostenträger können sich Vorteile durch den Qualitätsnachweis ergeben. Letztlich dienen die Zentren dazu, verschiedene Disziplinen, die an einer Behandlung beteiligt sind, zu koordinieren, damit diese eine gemeinsame Behandlungsentscheidung treffen. In Zentren, die insbesondere die Fachdisziplinen vorhalten, ist eine qualitative und weniger einseitige Behandlungsmöglichkeit gesichert. Sollten z. B. Disziplinen wie die Viszeralchirurgie, Gastroenterologie, Onkologie, Strahlentherapie oder Nuklearmedizin in der Behandlung von Darmtumoren nicht am Krankenhaus vorhanden sein, muss das Krankenhaus Kooperationen zu anderen Krankenhäusern suchen, um eine integrierte Behandlungskette aufzubauen. Die Patientenbehandlung muss so als Prozess und weniger als ein Dogma nur einer behandelnden Fachdisziplin verstanden werden. Dies setzt aber ein abteilungsübergreifendes Denken der Fachdisziplinen voraus, was in der Praxis erst zu entwickeln ist.

Auch sei an dieser Stelle darauf hingewiesen, dass Kooperationen mit niedergelassenen Ärzten, die sich unter Umständen durch die Zentrenbildung ergeben können, geprüft werden sollten. So könnte sich in einem Krankenhaus mit invasiver Radiologie und Gefäßchirurgie die Zusammenarbeit mit einem niedergelassenen Angiologen anbieten, um in die Entwicklung eines zertifizierten Gefäßzentrums einzusteigen. Aber auch im Rahmen des Ausbaus von bestimmten Leistungsspektren wie z. B. im Rahmen eines endoprothetischen Zentrums kann die Zusammenarbeit mit niedergelassenen, operierenden Ärzten sinnvoll sein. Gerade hier bietet sich auch die Niederlassung von Oberärzten an, die künftig nicht nur als wichtiger Einweiser fungieren können, sondern durch das Vertragsarztrechtsänderungsgesetz auch an der Operation stationärer Hüft- und Knie-TEP-Patienten oder operativer Wirbelsäulenerkrankungen mitwirken können. Vor dem Hintergrund reduzierter Einnahmen im niedergelassenen Bereich ist dies eine gute Alternative für den niedergelassenen Orthopäden oder Unfallchirurg.

Auch das Thema „Medizinische Versorgungszentren (MVZ)" sollte in das Kalkül einbezogen werden. Für die Gründung eines MVZ sind mindestens zwei Vertragsarztsitze notwendig. Auch sollte eine Rechtsform wie eine GmbH gewählt werden, um flexibler auf Marktveränderungen reagieren zu können. Das MVZ kann aber auch direkt in der Rechtsform eines Krankenhauses installiert werden. Vor dem Hintergrund weiterer Entwicklungsmöglichkeiten sowie der Möglichkeit einer Anwendung von anderen Tarifverträgen wird eine separate Rechtsform als GmbH oder BGB-Gesellschaft empfohlen. Auch kann so das finanzielle und haftungsrechtliche Risiko eingeschränkt werden. Bei MVZ, die sehr gerätelastig sind, wird dies oftmals nicht ohne Bürgschaft

---

[53] Auf Meta-Zentren, d. h. die Bündelung von organbezogenen Zentren, soll in dieser Abhandlung nicht weiter eingegangen werden.

oder Sicherungsvorbehalt gehen, da die geräteliefernden Firmen eine Sicherheit haben wollen.[54]

Ein Vorteil des MVZ kann sich insbesondere dann ergeben, wenn mit Verlusten bei den Ermächtigungen gerechnet werden muss oder der Zugang zu ambulanten Patienten aufgrund bereits eingetretener Ermächtigungsverluste oder -einschränkungen eingeschränkt ist. Auch besteht die Möglichkeit, als Alternative zur Kooperation mit niedergelassenen Ärzten eine Großgerätefinanzierung, z. B. im radiologischen oder strahlentherapeutischen Bereich, zu planen. Mit niedergelassenen Ärzten könnte in Phase 1 ein MVZ mit einer strahlentherapeutischen und nuklearmedizinischen Fachdisziplin angestrebt werden, sofern diese Disziplinen am Krankenhaus vorhanden sind, was oftmals bei größeren Krankenhäusern der Fall ist. Gerade in diesen Bereichen beträgt der ambulante Anteil mehr als 80–90 %, so dass sich hier das Risiko des Ermächtigungsverlustes sowie der Notwendigkeit einer Gerätefinanzierung unmittelbar ergibt.

Allerdings darf bei dem Thema MVZ, egal ob die Vertragsarztsitze gekauft werden oder von einem niedergelassenen Arzt eingebracht werden, nicht verkannt werden, dass hier Konfliktpotenzial zu den niedergelassenen Ärzten besteht, die ja auch in ihrer Doppelfunktion als stationärer Einweiser fungieren. Es gibt praktische Beispiele, bei denen vonseiten des Krankenhauses aktiv eingeleitete Verfahren vor diesem Hintergrund zurückgezogen worden oder von vornherein ausgeschlossen worden sind. Die Gründung eines MVZ ist regional und jeweils im Einzelfall zu prüfen. Dies gilt auch für die Wahl der Fachdisziplinen. Letztlich ist es gesetzlicher Auftrag geworden, dass Krankenhäuser MVZ betreiben können. In einigen strukturschwachen Regionen ist dies für die Kassenärztliche Vereinigung oftmals auch die einzige Möglichkeit, niedergelassene Ärzte für die ambulante Versorgung zu gewinnen.

Es muss auch beachtet werden, dass es in einigen Bundesländern Schwierigkeiten mit der Rechtsform GmbH und der Zulassung gibt. Auch bestehen in einigen Bundesländern Probleme, wenn MVZ mit angestellten und freiberuflichen Ärzten, die ihren Sitz in das MVZ einbringen, existieren. Im letztgenannten Fall behält der niedergelassene Arzt seinen Vertragsarztsitz und kann diesen unter Umständen wieder aus dem MVZ herausziehen. Dieses Risiko ist aber durch langfristige Verträge relativierbar.

Insofern bietet sich eine schrittweise Strategie an, indem zunächst in MVZ Phase I unkritische Disziplinen für die MVZ Gründung gewählt werden.[55] In Stufe II werden die bettenführenden Abteilungen mit hohem ambulanten Potenzial und perspektivischen Ermächtigungsverlusten, wie z. B. die Onkologie, Urologie oder Orthopädie, hinzugezogen. Dies setzt aber voraus, dass ein diesbezüglicher Vertragsarztsitz gekauft werden kann. Dies muss durch

---

[54] Die Gründung eines MVZ als OHG (Offene Handelsgesellschaft) ist nicht möglich.

[55] Siehe Strahlentherapie und Nuklearmedizin.

das Krankenhaus regelmäßig beobachtet und im strategischen Management installiert werden. Da auch im niedergelassenen Bereich eine Überalterung der Ärzteschaft stattfindet, ist die Installierung dieses Radars durchaus eine lohnenswerte Beschäftigung. In einem dritten Entwicklungsschritt könnten durch das MVZ Zweigstellen innerhalb des zuständigen KV-Sitzes wie auch darüber hinaus errichtet werden. Es wird abgeraten, mit Fachdisziplinen am Krankenhaus ein MVZ zu gründen, die mit dem Versorgungsspektrum wenig zu tun haben. Dies kann zwar manchmal zu weniger Diskussionen in der niedergelassenen Ärzteschaft führen, ist aber nicht sinnvoll im Hinblick auf die eigentliche Zielsetzung. Allerdings darf auch nicht übersehen werden, dass zwischenzeitlich auch eine Vielzahl von MVZ durch niedergelassene Ärzte gegründet worden sind.[56] Auch die Vorstandsmitglieder der Kassenärztlichen Vereinigungen, der Deutsche Ärzte Verlag sowie die Deutsche Apotheker- und Ärztebank haben eine Stiftung gegründet, die sogenannte Aeskulap-Stiftung, um die ambulante vertragsärztliche Tätigkeit zu fördern und den Aufbau neuer Versorgungsstrukturen wie z. B. den Betrieb von MVZ als Aktiengesellschaft zu betreiben. Vor diesem Hintergrund ist kaum nachvollziehbar, warum Krankenhäuser ihre gesetzlichen Möglichkeiten für ein MVZ nicht nutzen sollen.

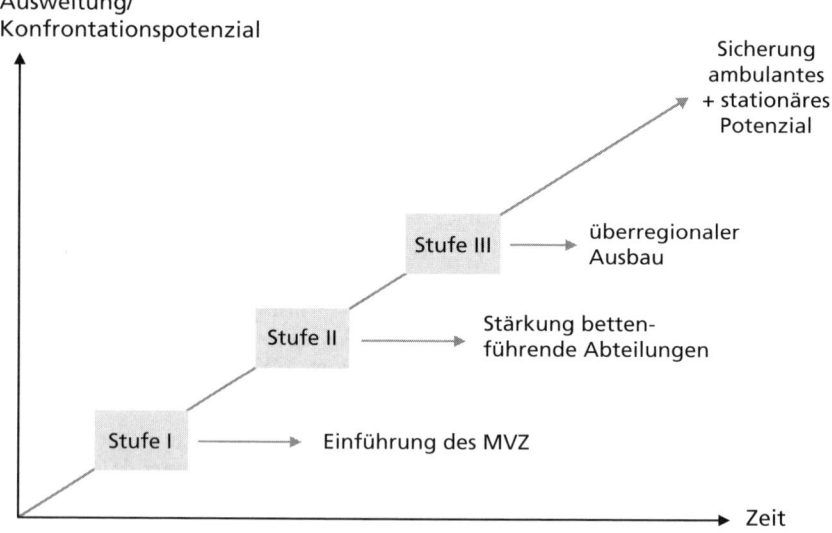

Abb. 13: Stufenkonzept MVZ

---

[56] Siehe Statistiken der Kassenärztlichen Bundesvereinigung zur MVZ-Gründung.

Das MVZ trägt somit zur Verbesserung der horizontalen Wertschöpfungskette am Anfang der Versorgungskette für das Krankenhaus bei. Aber auch Bereiche wie Frührehabilitation, stationäre und ambulante Rehabilitation können einen Verbreiterung der Wertschöpfungskette darstellen. Die Frührehabilitation ist im bundesweiten Entgeltkatalog vorgesehen. In einigen Bundesländern besteht aber auf krankenhausplanerischer Seite eine Rehabilitationsplanung nach § 111 SGB und damit eine Zuordnung der Leistungsphase B in der rehabilitative Versorgung.[57] Gerade die Frührehabilitationsnotwendigkeiten bei neurologisch-neurochirurgischen, geriatrischen oder orthopädischen Erkrankungen steigen an. Die (Früh-)Rehabilitation sollte medizinisch aber von Anfang an Bestandteil einer akutmedizinischen Behandlung innerhalb bestimmter Indikationen sein.

Keine Angaben zur Frührehabilitation in den Krankenhausplänen machen derzeit Berlin, Brandenburg, Niedersachsen, Sachsen, Sachsen-Anhalt, Thüringen und Rheinland-Pfalz. Es muss davon ausgegangen werden, dass dort die Zuordnung eher im Bereich der Rehabilitation liegt. Auch in Bayern besteht bis auf die Ausweisung von Frührehabilitationsplätzen im Bereich der Schädel-Hirn-Trauma keine krankenhausplanerische Zuordnung. Im Saarland, Mecklenburg-Vorpommern, Nordrhein-Westfalen, Hamburg, Hessen und Baden-Württemberg bestehen Zuweisungen der Frührehabilitation in die Krankenhauspläne. Inwieweit hier eine länderübergreifende Regelung erfolgt, muss abgewartet werden. Sinnvoll ist dies auf jeden Fall, da nicht nachzuvollziehen ist, warum bundesweit die Patienten unterschiedlich akutmedizinisch behandelt werden sollen. Hier bedarf es einer Harmonisierung.

Aus medizinischer Sicht wie auch aus Sicht des Krankenhauses kann ein Einstieg bzw. eine entsprechende Planung in die Rehabilitation sinnvoll erscheinen. Auch ist es erklärtes Ziel der Gesundheitspolitik und durchaus auch sinnvoll, die Schnittstellen in den einzelnen Versorgungsformen zu überwinden. Insofern sollte sich das Krankenhausmanagement mit dieser Thematik auseinandersetzen. In den Bundesländern, in denen zunächst keine Zuordnung in den Krankenhausplan erfolgt, sollten Kooperationsmodelle mit Rehabilitationseinrichtungen in die Überlegung einbezogen werden. Neben diesen unterschiedlichen bundesweiten Regelungen bestehen auch Schwierigkeiten in der leistungsmäßigen Abgrenzung der Frührehabilitation und Rehabilitation. Grundsätzlich ist die Frührehabilitation Bestandteil von § 39 SGB V. Es existieren auch Phasenmodelle (A, B, C), die grundsätzlich zwischen Frühmobilisation, Frührehabilitation und Rehabilitation unterscheiden. In den Phasen A und B steht die rehabilitative Leistungserbringung in einem unmittelbaren Zusammenhang zur stationären, akuten Leistungserbringung. Phase C ist dem Rehabilitationsbereich eindeutig zugeordnet.

Auf die Finanzierungsprobleme im Rahmen der DRG-Systematik und Kodierung innerhalb der Frührehabilitation soll in dieser Abhandlung nicht weiter

---

[57] Zum Beispiel in Bayern.

eingegangen werden.[58] Hier bedarf es aber noch einer zunehmenden Aufarbeitung durch das Institut für das Entgeltsystem im Krankenhaus (InEK). Der Großteil der frührehabilitativen DRG wird in Einrichtungen mit einer Bettengröße bis zu 200 Betten erbracht. Insbesondere in privaten Einrichtungen werden über 50 % der gesamten DRG mit Frührehabilitation erbracht. Dieser hohe Anteil in privaten Trägerschaften sollte für das Sanierungsmanagement ein Indiz sein, dass es sich hier auch wirtschaftlich lohnen kann, in ein solches Segment einzusteigen. Es wird aber angeraten, im Vorfeld mit dem Medizinischen Dienst der Krankenkassen (MDK) ein Abklärungsgespräch zu den Voraussetzungen im OPS-Schlüssel zu führen. Dies kann spätere Diskussionen mit dem MDK im Rahmen der Abrechnung ersparen.

Da dieses Leistungssegment durch eine zunehmend wohnortnahe Versorgung und Inanspruchnahme gekennzeichnet ist, sollten hier Überlegungen für einen Einstieg oder Ausbau angestellt werden. Gerade stationäre Rehabilitationsanbieter haben heute aufgrund einer dezentralen und wohnortnahen Strategie ambulante Rehabilitationsangebote in geografischer Nähe zu Krankenhäusern, insbesondere bei den neurologischen und orthopädischen Indikationen. Wie oben beim MVZ dargelegt, kann dieser Bereich als separate GmbH geführt werden. Sofern dem Krankenhaus Kenntnisse und Erfahrungen im Rehabilitationsbereich fehlen, sollte hier ein gemeinsames Betreibermodell mit einem versierten Rehabilitationsanbieter erfolgen, um die Wertschöpfungskette zu verbreitern und neben dem ambulanten und stationären Bereich auch in den wohnortnahen Rehabilitationsbereich einzusteigen.

Im Rahmen des medizinischen Konzeptes geht es letztlich darum, mit einem analytischen Instrumentarium die künftige Marktposition des Krankenhauses auszubauen. Die Markt- und Umfeldanalyse bietet ein rationales Instrument, um für den Klinikträger festzustellen, wo Ausbau- und Erweiterungsmöglichkeiten sind. In den vergangenen Jahren haben die Krankenhäuser im Rahmen der Konvergenz versucht, durch Mehrleistungen den krankenhausindividuellen Basisfallwert abzusenken, um sich zum Konvergenzgewinner zu entwickeln. Die Kostenträger sind davon ausgegangen, dass sich die Verlierer und Gewinner im Mittel ausgleichen, so dass durch die Konvergenz keine Ausgabensteigerung zu verzeichnen ist.[59] Mittlerweile hat sich der Anteil der Konvergenzgewinner erhöht, so dass sich die Kostenträger in den künftigen Budget-/Entgeltverhandlungen mit Mehrforderungen der Krankenhäuser konfrontiert sehen. Mit Auslaufen der Konvergenzphase Ende 2009 wird sich das DRG-System zu einem Festpreissystem entwickeln. Es muss davon ausgegangen werden, dass die derzeitigen unterschiedlichen Landesbasisfallwerte zu einem bundesweiten Basisfallwert homogenisiert werden.

---

[58] 2008 existieren 17 Frühreha-DRG.
[59] 2009 ist das letzte Konvergenzjahr.

Die Tabelle 3 verdeutlicht die Entwicklung der Landesbasisfallwerte (LBFW) von 2005 bis 2008. Auch ist die Entwicklung in den einzelnen Bundesländern ersichtlich. Berlin hat im Jahr 2008 den höchsten LBFW, Schleswig-Holstein den niedrigsten Wert. Brandenburg hat von 2005 bis 2008 eine Steigerung von 5,34 % erfahren, was der höchsten Entwicklung entspricht. Berlin hat Absenkungen von 4,08 % hinzunehmen. Deutlich wird aus dieser Tabelle auch, dass der Mittelwert kaum eine nennenswerte Veränderung erfahren hat. Hieraus ist zu schließen, dass die Umwälzung in den vergangenen Jahren zwischen den einzelnen Ländern kostenneutral erfolgt ist.

Tabelle 3: Übersicht landesweite Basisfallwerte 2005 bis 2008[1]

	2005	2006	2007	2008
Baden-Württemberg	2.840,80	2.850,38	2.845,50	2.853,90
Bayern	2.771,92	2.789,38	2.805,19	2.819,14
Berlin	3.085,81	2.990,00	2.960,00	
Brandenburg	2.625,32	2.668,72	2.723,45	2.765,43
Bremen	2.896,26	2.899,08	2.885,34	2.878,00
Hamburg	2.871,26	2.893,40	2.850,00	2.824,00
Hessen	2.775,82	2.793,30	2.808,14	2.826,12
Mecklenburg-Vorpommern	2.636,04	2.650,00	2.680,00	2.733,25
Niedersachsen	2.791,93	2.791,93	2.786,93	2.785,00
Nordrhein-Westfalen	2.721,58	2.740,95	2.736,22	2.754,49
Rheinland-Pfalz	2.928,10	2.959,53	2.959,53	2.959,53
Saarland	2.902,98	2.935,00	2.935,00	2.934,83
Sachsen	2.701,35	2.727,61	2.753,63	2.753,63
Sachsen-Anhalt	2.744,19	2.780,00	2.780,00	2.775,00
Schleswig-Holstein	2.660,00	2.666,10	2.673,00	2.685,00
Thüringen	2.703,18	2.730,00	2.743,00	2.761,00
MITTELWERT	2.791,03	2.804,09	2.807,81	2.807,22

[1] Preissteigerungen werden nicht kompensiert.

Gerade in einem solchen Festpreissystem kann das Krankenhaus nur noch Budgeterhöhungen über Leistungssteigerungen erzielen. Allerdings bleibt auch offen, ob sich dieses System nicht zu einem Höchstpreissystem entwickelt. So wäre es für die Kostenträger möglich, unterhalb dieser Landesbasis-fallwerte zu verhandeln.

Für das Krankenhaus ist eine gute Leistungsplanung existenziell. Neben den Fallzahlen, dem Case-Mix-Index und dem Case-Mix spielen in den Verhand-lungen insbesondere Leistungsrückgänge, Leistungssteigerungen, Mindest-mengenregelungen[60], die Neugeborenenversorgung[61] sowie die Komplex-pauschalen eine wesentliche Rolle. Rechtlich dient die E1-Aufstellung nur der Kalkulation des zu vereinbarenden Leistungsvolumens. Die Entscheidung, welche Leistungen durch das Krankenhaus konkret erbracht werden kön-nen, kann nur der Krankenhausträger unter Beachtung des Versorgungsauf-trages treffen. Die Kostenträger haben bisher durch Verhandlungsstrategien versucht, die Budgets nicht durch Leistungssteigerungen weiter aufbrechen zu lassen. Die generelle Regelung in den Budget-/Entgeltverhandlungen lau-tet, dass bei Mehrleistungen des Krankenhauses gegenüber dem vereinbar-ten Budget des Vorjahres nur der Budgetvorjahreswert vonseiten der Kos-tenträger angeboten wird. Sofern Minderleistungen gegenüber dem Budget vorliegen, werden nur die Ist-Leistungszahlen angeboten. Hier bleiben dem Krankenhaus oftmals keine anderen Möglichkeiten, gerade Mehrleistungen durch die Schiedsstelle einzufordern. Aber auch Krankenhäuser, die gerin-gere Ist-Leistungen als das vereinbarte Budget ausweisen können, sollten beim Vorliegen eines guten prospektiven Leistungskonzeptes die prospekti-ven Leistungen einfordern. Sofern weitere Zentren ausgebaut werden, sollten auch die Zentrumszuschläge im Rahmen der Budget-/Entgeltverhandlung eingefordert werden.[62] Die Kostenträger halten den Krankenhäusern oftmals ein sogenanntes Fehlbelegungspotenzial entgegen bzw. setzen den MDK auf dieses Potenzial an. Hier sollte trägerseitig überlegt werden, ob dieses Poten-zial nicht anderen Versorgungsformen zugeführt werden kann.

Gerade auch die gesetzlichen Möglichkeiten für das ambulante Operieren nach § 115b SGB V können sich lohnen und die Wertschöpfungskette des Krankenhauses im ambulanten Bereich erhöhen, wenn effiziente strukturelle und prozessuale Abläufe möglich sind. Auch der Bereich von hochspezia-lisierten Leistungen nach § 116b SGB V stellt gute Möglichkeiten für eine tagesklinische Versorgung z. B. im Bereich der Krebsbehandlung dar. So ist es möglich, neben dem stationären Portfolio auch ein erweitertes Angebot zu schaffen. Verträge zur Integrierten Versorgung, z. B. im Rahmen der kar-diologischen oder orthopädischen Behandlung gemeinsam mit mehreren Leistungsanbietern, können zur Fallstabilisierung beitragen. Allerdings gibt

---

[60] Siehe Vereinbarungen des Gemeinsamen Bundesausschusses gemäß § 137 SGB V für nach § 108 SGB V zugelassene Krankenhäuser. Entsprechend der Mindestmengenver-einbarung dürfen planbare Leistungen nicht mehr erbracht werden, wenn die erforder-liche Mindestmenge voraussichtlich nicht erbracht wird.

[61] Es werden 4 Stufen: PNZ Level I, PNZ Level II, Perinataler Schwerpunkt und Geburts-klinik unterschieden.

[62] § 17b KHEntg.

es je nach Kostenträgerart und Bundesland unterschiedliche Intensitäten für dieses Instrument.

Das Krankenhausmanagement muss sich auch darauf einstellen, dass für bestimmte Indikationsgruppen Selektivverträge insbesondere bei planbaren und hochstandardisierbaren Krankenhausleistungen entstehen werden.[63] Inwieweit hier zum Vor- oder Nachteil der Patienten und in die Wahlfreiheit des Patienten eingegriffen wird, bleibt abzuwarten. Der Konkurrenzdruck zwischen den Krankenhäusern bezüglich Qualität und Preis wie auch der Druck zu einer wirtschaftlicheren Leistungserbringung wird weiter ansteigen. Gerade hierdurch wird sich die Notwendigkeit zu effizienten Betriebs- und Personalkonzepten erhöhen, um kostengünstigere Betriebsstrukturen als die Mitbewerber zu erreichen. Auch sollte das Betriebs- und Personalkonzept integral mit dem Medizinischen Konzept entwickelt werden.

3.2 Betriebs- und Personalkonzept

Teilweise sind das Betriebs-, Organisations- und auch das Investitionskonzept in unmittelbarer Abhängigkeit zum Medizinischen Konzept zu sehen. Neue Strategien im künftigen medizinischen Portfolio bedingen auch neue Betriebsstrukturen und Investitionsbedarfe. Hierauf soll in diesem Kapitel näher eingegangen werden.

Teilweise besteht aber auch ein Bedarf zur Organisationsveränderung alleine durch den Umstand, dass marktübliche und branchentaugliche Organisationskonzepte nicht umgesetzt worden sind, wie z. B. eine Aufnahmestation als Clearingstelle zwischen der ambulanten und stationären Leistungserbringung oder eine Intermediate Care Station (IMC) als Zwischenstation der Intensivbehandlung und der Allgemeinbehandlung durch Krankenhäuser. Aber auch das ambulante Operieren sowie die Möglichkeiten des Fehlbelegungsabbaus stellen wichtige zukunftsorientierte Konstruktionen dar, die es umzusetzen gilt.

Diese Abhandlung soll aber nur einige Betriebskonzepte streifen und hat keinen Anspruch auf Vollständigkeit. In der Praxis sind aber genug gute Konzepte sowohl bei privaten, konfessionellen als auch öffentlichen Krankenhäusern zu finden. Ein „Blick über den Tellerrand" lohnt sich bei den Betriebs- und Personalkonzepten auf jeden Fall. Das Rad muss nicht immer neu erfunden werden. Identifizieren und Lernen von den besten Konzepten durch das Management ist notwendig.

---

[63] Denkbare Beispiele sind Endoprothesen (Knie, Hüften), Links-Herz-Katheder oder Katarakt-OPs.

53

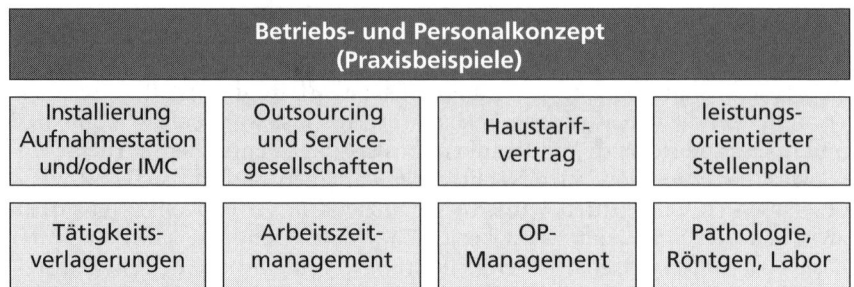

Betriebs- und Personalkonzept (Praxisbeispiele)			
Installierung Aufnahmestation und/oder IMC	Outsourcing und Service-gesellschaften	Haustarif-vertrag	leistungs-orientierter Stellenplan
Tätigkeits-verlagerungen	Arbeitszeit-management	OP-Management	Pathologie, Röntgen, Labor

Abb. 14: Übersicht Betriebs- und Personalkonzept

Die Prüfung von Outsourcingmöglichkeiten oder Möglichkeiten einer Gründung von Servicegesellschaften gehören auch in dieses Konzept. Gerade in den Wirtschafts- und Versorgungsdiensten kann die Gründung einer oder mehrerer Servicegesellschaften[64] unter Hinzunahme eines oder mehrerer Dienstleister wirtschaftlich sinnvoll sein. Gerade größere Dienstleistungen, für die mehrere Millionen Euro im Jahr durch die Klinik aufgewendet werden müssen, können Servicegesellschaften vor dem Hintergrund der Mehrwertsteuerersparnis eine sinnvolle Betriebskonzeption darstellen. Durch die Gründung und den Betrieb von Servicegesellschaften fallen aber auch Kosten an, die rd. 9 % bis 10 % der Mehrwertsteuerersparnis kosten können, was bei den Kalkulationen im Zusammenhang mit einer Servicegesellschaft berücksichtigt werden sollte. Es stellt sich auch die Frage, ob es sinnvoll ist, überhaupt eine Servicegesellschaft zu gründen, möglicherweise gemeinsam mit einer Minderheitsbeteiligung eines Dienstleisters, da sich die Klinik mit diesem Modell in der Regel längerfristig an einen Dienstleister bindet.

Zur Dienstleisterauswahl kann grundsätzlich keine generelle Empfehlung gegeben werden. Vertragliche Regelungen sollten bei einer Servicegesellschaft aber so ausgestaltet werden, dass der Minderheitsgesellschafter unter bestimmten Voraussetzungen gegen einen anderen Gesellschafter bzw. Dienstleister im Zeitablauf oder bei großen Qualitätsmängeln ausgetauscht werden kann. Oftmals zeigt sich erst im Zeitablauf, ob hier durch die Klinikgeschäftsführung eine gute Dienstleisterauswahl getroffen worden ist. Neben dem Preis ist sicherlich auch eine effiziente und qualitative Dienstleistung in einem Krankenhaus unumgänglich. Die Qualität der Verpflegung und der Reinigung unterliegen stets der Bewertung der Patienten und Angehörigen. Aber auch im Rahmen der Angebotsbewertung sollte die Leistungshöhe, die den Berechnungen zugrunde gelegt wird, stets überprüft werden. Bei Angeboten, die durchschnittliche Leistungen z. B. von 240 Quadratmetern je Stunde über alle Leistungsbereiche ausweisen, sollten hinterfragt werden, ob

---

[64] Eine Trennung z. B. auf zwei Servicegesellschaften kann vor dem Hintergrund unterschiedlicher Tarifverträge sinnvoll sein.

dies durch die Reinigungskräfte des Dienstleisters realistisch geleistet werden kann, ohne dass Qualitätsdefizite entstehen. Dies ist aber häufig die Methodik der Dienstleister, um ein vordergründig kostengünstiges Angebot abgeben zu können. Im Bereich der Speiseversorgung sollte genau festgelegt werden, wie viel für die Lebensmittelversorgung je Beköstigungstag ausgegeben werden soll. Je niedriger der Wert, desto niedriger ist erfahrungsgemäß auch die Qualität bzw. es wird zum Beispiel eine niedrigere Fleischgüte festgelegt. Auch sollte der Anteil an Fertigprodukten wie auch der Wechsel des Speiseplanes hinterfragt werden. In Krankenhäusern kommen oftmals auch Sonderbeköstigungen z. B. für Veranstaltungen vor. Diese Kosten sind oftmals in den vermeintlich günstigen Kalkulationen nicht einbezogen und müssen separat vergütet werden.

Neben der Mehrwertsteuerersparnis sollten auch die tariflichen Möglichkeiten bzw. deren Veränderungen betrachtet werden. Dienstleister wenden regelmäßig ihre eigenen Tarifverträge wie z. B. den Tarifvertrag der Caterer oder den Tarifvertrag des Reinigungsgewerbes an. Gerade bei Betriebsübergängen können sich hier Schwierigkeiten bei der Tarifanwendung ergeben, da unterschiedliche Gewerkschaften beteiligt sind. Probleme bestehen oftmals bei Mitarbeitern, die einem Personalüberleitungsvertrag[65] mit dynamischer Fortgeltung unterliegen. Im Rahmen von Outsourcingmaßnahmen und Gründungen von Servicegesellschaften sind die tariflichen Gegebenheiten zu beachten. Hier spielen rechtliche Situationen wie Betriebsstilllegungen, Betriebsübergänge oder Tarifanwendungs- und Überleitungsmöglichkeiten eine wichtige Rolle. Gerade die tarifvertraglichen Situationen aus Personalüberleitungsverträgen einer Klinik-GmbH oder einzelvertragliche Verweise behindern oftmals einen unkomplizierten Neuanfang. Es ist ein Irrglaube, dass nach § 613 BGB die Bedingungen für die Arbeitnehmer nach einem Jahr veränderbar sind. Die Möglichkeiten, nach einem Jahr die Bedingungen alleine aus dem Tatbestand der Verschlechterung von Konditionen zu ändern, unterliegen einer starken gerichtlichen Überprüfung und stellen sich oftmals für den Arbeitgeber als negativ dar. Es ist in der Praxis durchaus vorzufinden, dass Mitarbeiter mit einem rechtlichen Risiko über einen Aufhebungsvertrag und einen Neuvertrag in die neue Gesellschaft übergehen. Ein solcher Mitarbeiterübergang hat zumindest in den ersten vier Jahren ein Risiko, da die Vierwochenfrist nach § 613a BGB ins Leere läuft und Mitarbeiter nach Jahren noch widersprechen können. Der Mitarbeiter hat aber unter Umständen auch die Möglichkeit, beim neuen Arbeitgeber seine bisherigen tariflichen Konditionen einzufordern. Auch lassen sich Dienstleister, sofern diese in die Gesellschaft einbezogen werden, dieses Risiko bezahlen. Eine pauschale

---

[65] Im Rahmen der Überführung von Eigenbetrieben in GmbHs werden oftmals sogenannte Personalüberleitungsverträge geschlossen. Die getroffenen Regelungen zur Weitergeltung, d. h. Dynamisierung von Tarifverträgen, sowie die Mitgliedschaft im Kommunalen Arbeitgeberverband können sehr unterschiedlich sein und haben Einfluss auf die Verhandlungssituation für Haustarifverträge. Die Einbeziehung eines versierten Rechtsanwaltes ist hier angeraten.

Handlungsempfehlung kann hier nicht gegeben werden, sondern ist vielmehr in jedem Einzelfall gesondert zu prüfen.

Im Zusammenhang mit Outsourcingmaßnahmen sind in Krankenhäusern, die dem Betriebsverfassungsgesetz unterliegen, mit den Betriebsräten und Gewerkschaften Interessenausgleich- und Sozialplanverhandlungen zu führen. Aus Arbeitgebersicht bietet es sich an, den Interessenausgleich und den Sozialplan in einem Dokument zu führen. Vonseiten der Gewerkschaften werden oftmals zwei Dokumente gefordert. Die folgenden Bestandteile und Gliederungen sollten in ein solches Dokument einfließen:

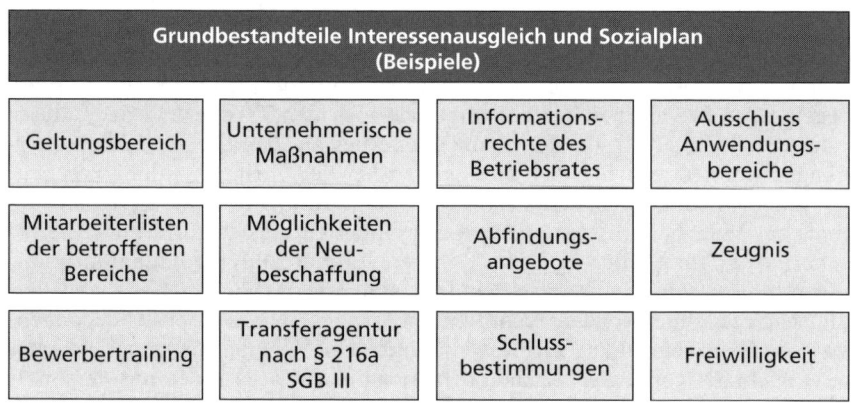

Abb. 15: Grundbestandteile Interessenausgleich und Sozialplan

Vonseiten der Betriebsräte wird oftmals auch eine Transfergesellschaft oder -Agentur auf Basis des Sozialgesetzbuches III gefordert. Aus Arbeitgebersicht rechnet sich eine solche Maßnahme in den wenigsten Fällen, so dass diese nicht verhandelt werden sollte. Für die Arbeitnehmer besteht die Möglichkeit, der Arbeitslosigkeit für diesen Zeitraum zu entgehen. Auch können hierdurch eine Qualifizierung für anderweitige Berufe und Bewerbertrainings bezahlt werden.

Neben Möglichkeiten des Outsourcings sollten auch neue tarifliche Gegebenheiten im Sinne eines Haustarifvertrages geprüft werden. Gerade die neuerlichen Tarifsteigerungen lassen Geschäftsführungen oftmals in die Überlegung einsteigen, einen Haustarifvertrag für die jeweilige Klinik zu verhandeln. Vonseiten der Gewerkschaften wird dies kritisch gesehen und die Sinnhaftigkeit infrage gestellt. Auch sind die rechtlichen Voraussetzungen hierfür nicht immer gleich gut. Dies sollte jedenfalls vor einer Aufforderung der Gewerkschaften zu Tarifverhandlungen rechtlich geprüft werden. Es darf auch nicht übersehen werden, dass im Personalmanagement entsprechendes Know-how vorliegen muss. Dies bezieht sich nicht nur auf rechtliche Aspekte, sondern es müssen auch betriebswirtschaftliche Kalkulationen durchgeführt werden können. Wenn die Voraussetzungen gegeben sind, sollte auf einen Haustarifvertrag nicht verzichtet werden.

Bei Krankenhaus-GmbHs, bei denen im Personalüberleitungsvertrag keine Mitgliedschaft im Kommunalen Arbeitgeberverband sowie eine dynamische Fortgeltung der tarifvertraglichen Regelungen vereinbart worden sind, bestehen gute Aussichten für eine Tarifablösung bzw. die Probleme bleiben überschaubar. Sofern eine dynamische Fortgeltung des bisherigen Tarifvertrages im Personalüberleitungsvertrag vereinbart worden ist, bestehen schon mehr Hürden. Dies gilt insbesondere für die Mitarbeiter, auf die der Personalüberleitungsvertrag anzuwenden ist. Hier ist die Geschäftsführung auf eine „freiwillige Annahme" des neu verhandelten Tarifvertrages angewiesen oder es müssen Überleitungstarifverträge vereinbart werden. In Einzelfällen kam es in der Vergangenheit bei neu eingestellten Mitarbeitern vor, dass im Rahmen des Arbeitsvertrages eine einzelvertragliche Anwendung des Flächentarifvertrages vereinbart worden ist. Auch hier ist oftmals nur eine „freiwillige Annahme" des neuen Tarifvertrages möglich. Dies kann aus Arbeitgebersicht oftmals nur durch einen zusätzlichen Outsourcingdruck erreicht werden.

Es wird aber immer wieder die Frage aufgeworfen, warum sich eine Tarifablösung eines Flächentarifvertrages überhaupt lohnt. Um dies zu beantworten, sollte nur zweitrangig auf die Vergütungstabellen geschaut werden. Im Gegenteil, eine Absenkung der tariflichen Entgelte, sofern eine Absenkung überhaupt verhandelbar ist, kann aufgrund der aktuellen Marktsituation bei einzelnen Berufsgruppen auch ins Gegenteil umschlagen. Gerade vor dem Hintergrund des aktuellen Ärztemangels oder dem Mangel an Fachkräften in einigen Disziplinen wie bei medizinisch-technischen Berufen oder OP-Personal kann dies zu Nachteilen führen, wenn keine adäquate Nachbesetzung aufgrund einer schlechten Bezahlung mehr möglich ist.[66] Gerade bei den beiden letztgenannten Berufsgruppen bestehen gute Alternativen für den Mitarbeiter im niedergelassenen Bereich oder im bundesweiten Einsatz, sofern der Mitarbeiter mobil ist. In den Wirtschafts- und Versorgungsdiensten wie auch in der Verwaltung, wo grundsätzlich auch Outsoucing- und Zentralisierungsmodelle bestehen, kann arbeitgeberseitig aber ein entsprechender Druck aufgebaut werden.

Die Flächentarifverträge TVöD oder Ärzte-TV/VKA haben für eine wirtschaftliche Betriebsführung noch weitere Haken. Hier ist insbesondere der Rationalisierungsschutz zu sehen. Sofern in einer öffentlichen Klinik dieser Tarifvertrag zur Anwendung kommt, laufen betriebliche Optimierungen und Rationalisierungen fehl, da keine betriebsbedingten Kündigungen ausgesprochen werden können. Bei Rationalisierungen müssen den betroffenen Mitarbeitern anderweitige Stellen vom Arbeitgeber angeboten werden. Auch die

---

[66] Es zeichnet sich heute bereits ein Pflegenotstand in 4–5 Jahren ab, der auch zu einer Verteuerung der Arbeitskosten führen wird.

sogenannte Unkündbarkeit sollte kritisch hinterfragt werden. Eine grundsätzliche Unkündbarkeit ist nicht zu rechtfertigen. Aber genau diese Institute sind es, die es arbeitgeberseitig zu verändern gilt. Einige Beispiele sollen im Folgenden näher skizziert werden:

Tarifliche Veränderungsmöglichkeiten (Beispiele)			
Lohnfortzahlung im Krankheitsfall bis zu 6 KW	Reduzierung Sonderurlaub u. Arbeitsbefreiung	Bewertung Bereitschaftsdienst-Zeiten als Arbeitszeiten	12-Stunden-Schichten
40-Stunden-Woche (evtl. mit AZV)	Entgelthöhen Wirtschafts- und Versorgungsdienst	Variable Ergebnisbeteiligung	Urlaubstage
Berechnung Überstundenvergütung	Urlaubsjahr = Kalenderjahr	Stufenaufstiege	Überstunden-Anordnungsverfahren
Ausgleichszeitraum	Länge Kündigungsfristen	Beginn Nachtzuschläge	Ausbildungsvergütung
Mtl. Anzahl Ruf-/Bereitschaftsdienste	Freizeitausgleich vor Bezahlung	Zuschlagssätze	Zuordnung Berufsgruppen zur Entgeltgruppe

KW = Kalenderwoche

Abb. 16: Tarifliche Veränderungsmöglichkeiten

Auch die Lohnfortzahlung im Krankheitsfall stellt einen wichtigen Ansatzpunkt dar. Gerade in Berufsgruppen der Wirtschafts- und Versorgungsdienste sind Gesamtausfallzeiten von 23 % bis 25 % nichts Unübliches. Gerade hier kann eine Reduzierung der tariflichen Lohnfortzahlung von bis zu 26 Wochen auf die gesetzliche Frist von sechs Wochen nicht nur Personalkosten senken, sondern auch unmittelbare Verhaltenssteuerungen bewirken.

In Klinikbereichen, in denen Bereitschaftsdienste geleistet werden, führen die tariflichen Regelungen häufig auch zu einer Ausgleichszahlung, die sich auf den Einkommensdurchschnitt der letzten drei Monate bezieht. Hierdurch muss der Arbeitgeber neben den Zahlungen für den Personalausfall und den zu leistenden Bereitschaftsdienst auch die Lohnfortzahlung für den erkrankten Arbeitnehmer nebst Ausgleich leisten. Gerade dadurch wird deutlich, dass der Umstieg auf die gesetzliche Sechswochenfrist ein wichtiger Baustein ist. Neben den Kosten reduziert sich auch der Personaleinsatz, da Mitarbeiter, die aus der Lohnfortzahlung herausfallen, nicht mehr im Stellenplan geführt werden.

Längere Arbeitszeiten sollten auch in Erwägung gezogen werden. Ärzte, die dem Flächentarifvertrag unterliegen, arbeiten durchschnittlich 40 Stunden auf einen Ausgleichszeitraum von sechs oder 12 Monaten. Mitarbeiter anderer Dienstarten, auf die der TVöD Anwendung findet, arbeiten wochendurchschnittlich 38,5 Stunden beim Vorliegen einer Vollzeitbeschäftigung. Gerade vor dem Hintergrund dienstartenübergreifender Arbeiten wie zum Beispiel im Operationssaal sind gleichförmige Arbeitszeiten und Dienstmodelle von Vorteil. Selbst wenn gleiche Längen bei den Arbeitszeiten festgelegt werden, müssen den Mitarbeitern wieder freie Tage im Dienstplan gewährt werden. Dies kostet den Arbeitgeber entweder reduzierte Fallzahlen aufgrund der Fehltage von zum Beispiel OP-Funktionspersonal oder höhere Personalkosten durch den personellen Mehrbedarf. Da die Gewerkschaften, insbesondere ver.di, ungern über eine Erhöhung der tariflichen Arbeitszeit aus grundsätzlichen Erwägungen verhandelt, gehen einige Kliniken den Weg und handeln für eine durchschnittliche 40-Stunden-Woche zehn Ausgleichstage als freie Tage aus, wie folgende Jahresberechnung zeigt:

Bruttoarbeitszeit ohne Ausfall	52 Wochen × 40 Stunden	=	2.080 Stunden
abzgl. Arbeitszeitverkürzung	8 Stunden × 10 Arbeitstage	=	80 Stunden
		=	2.000 Stunden

Bei einer 38,5-Stunden-Woche ergibt sich folgendes Bild:

Bruttoarbeitszeit ohne Ausfall	52 Wochen × 38,5 Stunden	=	2.002 Stunden

Vordergründig stellt sich zunächst kein Vorteil für den Arbeitgeber ein. Bei näherer Betrachtung bestehen aber mehrere Vorteile. Durch die 40-Stunden-Woche können die Mitarbeiter erstens relativ gleich verteilt über einen 24-Stunden-Tag mit 8 Stunden eingesetzt werden. Diese bedeutet eine höhere Einsatzflexibilität und bei einem arbeitgeberveranlassten Diensttausch weniger Überstunden bzw. Mehrarbeitsstunden, als wenn unterschiedliche Schichtlängen vorliegen. In den Tarifverträgen ist eine Vielzahl von Sonderurlauben zu finden. Sofern diese durch die Tarifverhandlungen reduziert werden, können die Arbeitszeitverkürzungstage einen Ausgleich darstellen. Für den Arbeitgeber ergeben sich hier Vorteile bei den reduzierten Sonderurlauben. Drittens können in späteren Tarifverhandlungen diese Tage „wegverhandelt" bzw. reduziert werden, so dass eine sukzessive Einführung der 40-Stunden-Woche im Zeitablauf möglich ist. Ein Krankenhausbetrieb kann nur dann rationell funktionieren, wenn ein entsprechendes Arbeitsvolumen an Arbeitszeiten pro Kopf abverlangt werden kann. Das Arbeitszeitgesetz hat hier zu Einschränkungen pro Kopf geführt. Hier sollte der Krankenhausträger versuchen, möglichst weitestgehende tarifliche Regelungen mit den Mitarbeitervertretern zu finden, um optimierte Betriebsabläufe sicherzustellen.[67]

Auch die Eingruppierungen in die Bereitschaftsdienststufen sowie die Möglichkeit von Rufdienstpauschalisierungen sollten überprüft werden. Bereitschaftsdienste können nur bei einer Belastung von maximal 49 % im Durchschnitt einer Zeitperiode durch den Arbeitgeber angeordnet werden. Gewerkschaften möchten bis zur maximalen Belastungsgrenze von durchschnittlich 49 % eine möglichst hohe Vergütung vereinbaren, die bis zu 90 % der geleisteten Arbeitszeit ausmachen. Für den Arbeitgeber kann es hier sinnvoller sein, Regelarbeitszeiten (Vollarbeit während eines Dienstes) einzuführen, die die Belastung auf 49 % im Durchschnitt nicht einschränken. Die Bereitschaftsdienste verteuern sich darüber hinaus durch die Zuschlagssätze auf die 90 %ige Anerkennung der Arbeitszeit während des Bereitschaftsdienstes, die bis zu 25 % ausmachen können. Arbeitgeberseitig sollten hier Absenkungen bei der Stufeneinteilung des Bereitschaftsdienstes und Absenkungen bei der Arbeitszeitbewertung mit der Tarifvertragspartei verhandelt werden. Auch der Zuschlagssatz von 25 % sollte eine Absenkung erfahren. In den Flächentarifverträgen ist es auch nicht möglich, eine monatliche Rufdienstpauschale mit den Ärzten zu vereinbaren. Die Zuweisung zu einzelnen Stufen kann nur durch Nebenabrede vereinbart werden, was den Arbeitgeber in seiner Flexibilität einschränkt.

Bei privaten Klinikträgern finden häufig Ergänzungstarifverträge wie zum Beispiel eine Ergebnisbeteiligung auf Basis von Zielvereinbarungen oder Betriebsergebnissen Anwendung. Auch im Rahmen von Haustarifverhandlungen kann sich der öffentliche Träger hieran ein Beispiel nehmen. Das bisherige 13. Monatsgehalt wird in eine erfolgsabhängige Komponente umgewandelt. Der Vorteil liegt darin, dass das Eintreten der Voraussetzungen an bestimmte Bedingungen geknüpft ist und eine Verhaltenssteuerung bewirkt. Dies kann u. a. ein ausgeglichenes Betriebsergebnis sein. Bei Eintritt dieser Voraussetzungen wird ein 13. Monatsgehalt bzw. bei neuen Mitarbeitern dies nur anteilig ausgezahlt.

Es stellt sich vor dem Hintergrund der Marktlage bei den Ärzten auch die Frage, inwieweit eine Anpassung der Entgeltgruppen und Aufstiegsschritte durch die Geschäftsführungen verhandelt werden sollten. Bei den Ärzten ist derzeit kaum zu erwarten, dass Einkommensreduktionen durch eine Anpassung an die Entgeltgruppen denkbar sind. Es ist auch zu bezweifeln, ob dies überhaupt ratsam ist, da sich die Ärzte derzeit und voraussichtlich in den kommenden Jahren noch ihre Wirkungsstätte aussuchen können. Dies gilt nicht nur für höherwertige Positionen, sondern in vielen Regionen wird der-

---

[67] Nach aktuellen europäischen Entwicklungen stehen Arbeitszeiten von durchschnittlich 65 Stunden wieder im Raum.

zeit intensiv nach Assistenzärzten bzw. Ärzten in der Weiterbildung gesucht. Die zahlreichen Ausschreibungen im Deutschen Ärzteblatt sowie einschlägigen Internetplattformen zeigen dies. Allerdings bestehen Möglichkeiten, Einkommensveränderungen in den nicht-ärztlichen Berufsgruppen zu verhandeln. Hierzu sollten die Tarifverträge der privaten Klinikträger genauer angeschaut werden, um Vergleiche ziehen zu können.

In deutschen Krankenhäusern stellt sich letztlich das Problem dar, dass nicht zu niedrige Brutto-Gehälter bezahlt werden, sondern die Steuern und Sozialabgaben für den Arbeitnehmer zu hoch sind. Gerade in Deutschland wurde in den vergangenen Jahren der Grundfreibetrag angehoben bzw. der Eingangssteuersatz von 25,9 % (1998) auf 15 % abgesenkt. Auch der Spitzensteuersatz wurde von 53 % auf 42 % verringert. Beide Regelungen kommen aber den meisten Beschäftigten in Krankenhäusern nicht entgegen. Aber genau im Mittelfeld, zu denen die meisten Krankenhausbeschäftigten mit ihrem durchschnittlichen Bruttoeinkommen gehören, besteht durch die steuerliche Progression eine hohe Abgabenbelastung. Auch der politisch gewollte Abbau der Sozialabgaben kommt den Krankenhausbeschäftigten kaum zugute, da im Rahmen dieser Politik vorrangig schlecht qualifizierte Arbeitskräfte dem Arbeitsmarkt zugeführt werden sollen. Hier wird verkannt, dass das Krankenhaus ein Jobmotor für mittlere Einkommen darstellt und deutsche Krankenhäuser auf global werdenden Märkten nachhaltig in Deutschland Arbeitsplätze zur Verfügung stellen.

Hier ist insbesondere der Gesetzgeber gefordert, eine ordentliche Steuerpolitik für den Mittelstand bzw. die Krankenhausmitarbeiter auf den Weg zu bringen. Die Betrachtung, dass Deutschland die niedrigste Steuerquote unter vergleichbaren Industrienationen hat, hilft den Krankenhausbeschäftigten und den finanzierenden Arbeitgebern im Gesundheitswesen nicht wirklich weiter. Im Gegenteil, in den vergangenen Jahren hat sich die Steuerlast der Krankenhausbeschäftigten durch höhere Mehrwertsteuern, Energiesteuern oder den Wegfall von Abzugsmöglichkeiten bei den Werbungskosten[68] stetig verschlechtert. Die Nettokaufkraft der Beschäftigten ist gesunken. Selbst Bereiche, die heute noch der Steuerfreiheit unterliegen – wie die Nacht- und Sonntagszuschläge – sollen abgeschafft werden. Gerade hier besteht für die Mitarbeiter im Pflegedienst ein wichtiger Anreiz für ihren Diensteinsatz für kranke Menschen am Wochenende und in der Nacht. Genauso wie bei Unternehmen ist die Steuer- und Abgabenquote bei den Krankenhausbeschäftigten zu hoch und muss nachhaltig gesenkt werden. So wäre es möglich, dem Gesundheitswesen neben einer Mehrwertsteuerentlastung[69], die auch der Pati-

---

[68] Siehe die Einschränkungen bei den Absetzungsmöglichkeiten für Fahrtkosten zu Arbeit.

[69] Bis auf Blut und Lebensmittel unterliegen grundsätzlich alle Umsätze, die ein Lieferant mit einem Krankenhaus tätigt, mit 19 % der Mehrwertsteuer. Das Krankenhaus hat für seinen eng verbundenen Umsatz nach § 16 UStG keine Vorsteuerabzugsberechtigung, so dass Mehrwertsteuererhöhungen voll auf das Krankenhausbudget durchschlagen.

entenbehandlung unmittelbar Gelder entzieht, zusätzliche Nettomittel durch eine Steuersenkung zur Verfügung zu stellen.

Im aktuellen TVöD ist eine weitergehende Erhöhung der leistungsabhängigen Vergütung ab 2008 ausgeblieben. Im Tarifgebiet West wurde die Auszahlung der Leistungsentgelte von einem Prozent sogar ausgesetzt. Vonseiten der Gewerkschaften wird dies als Erfolg angesehen. Tatsächlich kann ein Krankenhaus unter DRG-Bedingungen und den allgemeinen Branchenentwicklungen nur funktionieren, wenn die Leistungs- und Erfolgsbereitschaft bei den Mitarbeitern stimmt. Dies stellt sich nicht von selbst ein und ist eine wesentliche Branchenbedingung. Gerade bei privaten Klinikbetreibern wird ein großes Augenmerk auf die leistungsorientierte und ergebnisorientierte Komponente gelegt, was sich in entsprechenden Haustarifverträgen widerspiegelt. Der TVöD hat gerade hier einen Rückschritt erlitten. Es stellt sich die Frage, ob die Leistungskomponente an individuellen oder abteilungsbezogenen Ergebnissen gemessen werden soll. Sinnvoll ist es, auf das Gesamtergebnis eines Krankenhauses abzustellen, weil dies die Zielgröße allen wirtschaftlichen Handelns ist. So können viele betriebsinterne Diskussionen über den Wert der eigenen Leistungen zu anderen Mitarbeitern oder Abteilungen vermieden werden.

Es existieren im Krankenhaus auch Abteilungen wie z. B. eine Küche, die grundsätzlich nur Kosten produziert, sofern keine externe Leistungserbringung erfolgt. Wenn hier durch wirtschaftliches Handeln im Personal- und Wareneinsatz Wirtschaftlichkeiten und Produktivitäten gesteigert werden können, sollte dies auch belohnt werden. Dieser Beitrag findet sich im Betriebsergebnis wieder. Den Erfolg am Betriebsergebnis zu orientieren folgt auch der Regel: „Keep it small and simple – KISS". Das Betriebsergebnis kann – bereinigt um investive und finanzwirtschaftliche Komponenten – gut und einfach hergeleitet werden. Auch kann dadurch ein komplexes Leistungs- und Beurteilungssystem je Mitarbeiter in den Personalabteilungen vermieden werden. Im DRG-System gibt es auch Abteilungen wie z. B. eine Kinderklinik, die keine großen Erfolgsbeiträge leisten kann. Es wäre falsch, die Mitarbeiter hierfür zu „bestrafen", obwohl sie einen wichtigen Beitrag für andere Abteilungen (z. B. Gynäkologie) und das Krankenhaus leisten. Die Orientierung am Betriebsergebnis schließt nicht aus, dass der Klinikträger mit Führungs- und Leitungskräften spezielle außertarifliche Verträge abschließt, die auch für Detailbereiche Erfolgskomponenten vorsehen. So kann die Abrechnung an der Quote „abgerechnete Leistungen", das Medizincontrolling an den Kodierungen, die Materialwirtschaft an den Entwicklungen im medizinischen Sachbedarf je Fallgewicht oder die Personalabteilung an der Entwicklung der Ist-Besetzungen im Stellenplan gemessen werden.

Sofern am Krankenhaus eine Pathologie, ein Labor oder eine Radiologie, die sogenannten nicht bettenführenden Sekundärbereiche, in Eigenregie betrieben werden, sollten Kooperationen mit niedergelassenen Ärzten oder die eigene Niederlassung mit Kooperation des Chefarztes in die Überlegungen einbezogen werden. Gerade in diesen Bereichen können teure Gerätschaften sowie die sonstigen Vorhaltungen auch aus anderen Finanzierungsquellen (z. B. Kooperationen mit anderen Krankenhäusern, ambulante Leistungserbringung) ausgebaut werden.[70] Allerdings muss hier genau gerechnet werden, da oftmals niedrigeren Betriebskosten geringere Einnahmen bei Privatpatienten entgegenstehen. Auch sollte der Leistungsumfang sehr genau geklärt werden, da vonseiten des Krankenhauses andere Präsenzzeiten und Qualitäten notwendig sind, als dies vonseiten der niedergelassenen Ärzte gewünscht ist. Bei Radiologen besteht eine viel größere Affinität zur Konzentration auf lukrative Leistungen wie CT oder Kernspintomografie. Eine Einbeziehung in eine MVZ-Konstruktion sollte auch überdacht werden. Alternativ können intelligente Modelle für ein Insourcing gewählt werden, indem Leistungen, die bisher fremd vergeben waren, mit gleichem Mitarbeitereinsatz realisiert werden. So ist es z. B. denkbar, dass eine Apotheke ihre Dienstleistungen auch anderen Krankenhäusern anbietet, um eine bessere Fixkostenauslastung und möglicherweise bessere Einkaufskonditionen durch eine Ausweitung der Umsätze zu erzielen. Aber auch ein Labor in einem Krankenhaus der Schwerpunktversorgung, das in der Vergangenheit die Mikrobiologie extern eingekauft hat, könnte einem Insourcingkonzept zugeführt werden. Der Vorteil liegt auch darin, dass kein Kompetenzverkauf stattfindet. Die Möglichkeiten sind vielfältig und jeweils von der individuellen Krankenhaussituation abhängig. Outsourcing und Insourcing sollten betriebswirtschaftlich genau abgewogen werden. Beim Outsourcing sollte auch nicht übersehen werden, dass dies öffentlichkeitswirksam für ein Krankenhaus werden könnte.

Ferner sollten die medizinischen und pflegerischen Prozesse in den Funktionsbereichen und den Stationen einer Überprüfung unterzogen und Bestandteil des Masterplanes werden. So können beispielsweise die Installierung einer Aufnahmestation in räumlicher Nähe zur Ambulanz sowie der Einsatz einer hauptamtlichen ärztlichen Besetzung mit Fachpersonal positive Beiträge bringen. Der in der Ambulanz tätige Arzt kann oftmals und gerade am Wochenende nur entscheiden, ob ein zunächst ambulanter Patient stationär aufgenommen werden muss oder ob dieser wieder nach Hause geschickt wird. Da in den Ambulanzen oftmals keine Fachärzte, sondern Ärzte in der Weiterbildung eingesetzt werden, ist zu erahnen, dass häufig Patienten, die eigentlich keiner stationären Versorgung bedürfen, aufgenommen und erst nach dem Wochenende von einem Facharzt angeschaut und wieder entlassen werden. Für das Krankenhaus kann dies bedeuten: Einnahmeausfälle durch die Fehlbelegung sowie eine unrentable Belastung für das Pflegepersonal. Oftmals kann hiermit dem Problem von fehlenden freien Betten für elektive Patienten nach einem Wochenende begegnet werden.[71]

---

[70] Siehe auch Ausführungen zum MVZ. Hier kann es zu Fördermittelrückzahlungen kommen.

[71] Aus Sicht der Kostenträger ist dies ein klassisches Beispiel für Fehlbelegung.

Neben einer Verbesserung der „Eintrittsfunktion" können auch innerhalb des stationären Aufenthaltes durch verbesserte Ablaufprozesse Vorteile erzielt werden. Im stationären Betrieb besteht oftmals nur ein zweistufiges Entscheidungsmuster. Ein frisch operierter Patient wird entweder auf die Intensivstation nach der Operation verlegt oder auf eine Allgemeinstation. Damit werden entweder wichtige Beatmungsplätze auf der Intensivstation blockiert, oder aber auf der Allgemeinstation werden sehr aufwendige Patienten versorgt, was eine hohe Belastung im Pflegedienst sowie einen entsprechend höheren Stellenschlüssel nach sich zieht. In Krankenhäusern, in denen noch eine PPR geführt wird, kann dies leicht nachvollzogen werden.

Eine denkbare Lösung könnte in einer interdisziplinären Intermediate Care Station (IMC-Station) liegen, auf die aufwendige und frisch operierte Patienten, die einer Überwachung bedürfen, für einige Tage verlegt werden. Dies könnte auch positive Effekte im Bereich von Beatmungspatienten bringen, die üblicherweise auf der Intensivstation mit Beatmungsplätzen liegen.

Hier sind die vielfältigsten Diagnosen für eine IMC-Belegung denkbar (hier nur Beispiele), die zu einer Belegung der IMC-Station führen:[72]

- nach Totalendoprothese des Hüft- oder Kniegelenkes,
- Schädel-Hirn-Trauma überwachungspflichtiger Patienten,
- nach einer Ovarial CA-Operation.

Diese IMC-Station hat oftmals eine Größenordnung von 20 bis 35 Betten je nach baulichen Kapazitätsmöglichkeiten und ist idealtypisch mit einer Monitoringanlage und Sauerstoff- und Druckluftanschlüssen ausgestattet. Die IMC sollte sich in der Nähe der chirurgischen oder internistischen Intensivstation befinden, um hier optimale Versorgungsergebnisse und Qualitäten, aber auch wirtschaftliche Ergebnisse im Personaleinsatz zu erzielen.

Durch die Zuordnung der Diagnosen und den zugehörigen DRG lässt sich mit ihren mittleren Verweildauern eine rechnerische Simulation durchführen, die die notwendige Größen- und Belegungssituation dieser Station vorgibt. Hierzu muss bekannt sein, welche Fachabteilungen welche Patienten auf die IMC-Station legen können. Es muss je DRG eine Fallzahlschätzung[73] abgeleitet werden, die über die mittlere Verweildauer und der voraussichtlichen Aufenthaltsdauer auf der IMC-Station zur Bettenkapazität führt.

Vereinfacht kann die folgende Formel angewendet werden: 0,18 % bis 0,20 % je Gewicht. Bei einem Krankenhaus mit 19.000 Gewichten würde sich ein Bettenbedarf von 38 IMC-Betten ergeben. Auf die individuelle Bedarfsabschätzung bzw. Berechnung sollte allerdings nicht verzichtet werden, da im Rahmen der späteren Umsetzung ohnehin klar sein muss, welche Patienten über diese IMC-Station geleitet werden. In der Praxis sind in größeren

---

[72] Sämtliche chirurgischen und konservativen Leistungen aller Fachdisziplinen sollten ins Kalkül einbezogen werden.

[73] Es kann auch auf historische Daten zurückgegriffen werden.

Krankenhäusern auch getrennte internistische und operative IMC-Stationen vorzufinden.

Neben strukturellen Erwägungen sollten auch prozessuale bzw. aufgabenbezogene Sachverhalte eine Rolle spielen. So ist es durchaus in vielen Kliniken zwischenzeitlich üblich, dass die Pflegekräfte unmittelbar auf den Stationen gehalten und zur ärztlichen Unterstützung eingesetzt werden (Verlagerung von ärztlichen Tätigkeiten auf die Pflege).[74] Wenn die Pflegekräfte von administrativen Tätigkeiten oder logistischen Vorgängen entlastet werden, wie z. B. Bettentransporte, Holen von Verbrauchsmaterialien oder Speiseverteilung und Abräumen, kann das verfügbare Pflegepersonal optimal eingesetzt werden, was sich allerdings auch in den Stellenplänen wirtschaftlich widerspiegeln sollte. Mit der Einführung einer IMC-Station sowie der Entlastung der Pflege durch administrative Tätigkeiten können heute übliche Standardbesetzungen von 3/2/1 (Früh-, Spät-, Nachtdienst) auf den Allgemeinstationen bis zu 35 Betten durchaus umgesetzt werden, sofern nicht noch andere Hürden vorliegen.[75]

Im Rahmen einer Analyse sollte sich das Management auch damit auseinandersetzen, ob eine Wahlleistungsstation oder eingestreute Wahlleistungszimmer einem zweckentsprechenden und wirtschaftlichen Betriebskonzept entgegen kommen. Eingestreute Wahlleistungszimmer wie Einbettzimmer nehmen der Organisation auf den Stationen belegbaren Platz.[76] Die Installierung einer Wahlleistungsstation hat, sofern diese in einer adäquaten Betriebsgröße mit Blick auf einen wirtschaftlichen Personaleinsatz geführt werden kann, den Vorteil einer Belegungsverbesserung. In Regionen mit einem hohen Privatklientelanteil hat dies darüber hinaus den Vorteil einer Mehrwertsteigerung für den Wahlleistungspatienten. Beim Für und Wider einer separaten Wahlleistungsstation sollte der Anteil des Privatklientels wie auch eine wirtschaftliche Betriebsführung durch die Personalbemessung insbesondere im Pflegedienst im Vordergrund stehen. Dass eine Wahlleistungsstation in der Gunst der Chefärzte vor dem Hintergrund ihrer Arbeitssituation im Stationsbetrieb sehr hoch steht, ist nachzuvollziehen. Bei dieser Entscheidungssituation sollte der richtige Weg und nicht der populärste Weg gesucht werden.

Es sollten aber nicht nur Betrachtungen im Pflegedienst angestellt werden. Vor dem Hintergrund der zunehmenden Arztknappheit können hier auch

---

[74] Auf weitere Verlagerungsmöglichkeiten von ärztlichen Tätigkeiten, u. a. im Rahmen der Administration und Kodierung durch Kodierbüros, soll hier nicht weiter eingegangen werden.

[75] Hürden können u. a. schlechte bauliche Situationen sein, so dass im Nachtdienst evtl. eine 1er-Besetzung nicht möglich ist.

[76] Weitere Einschränkungen ergeben sich durch Infektionszimmer verkeimter Patienten wie z. B. MRSA.

entsprechende Überlegungen angestellt werden.[77] Gerade im Operationsdienst bestehen neuere Modelle unter Einsatz von Operationstechnischen Assistenten. Ob bei Operationen überhaupt zwei oder drei operierende Ärzte eingesetzt werden müssen, sollte auch überprüft werden. Gerade in privaten Klinikketten werden heute schon sogenannte Operationstechnische Assistenten eingesetzt, die entsprechende ärztliche Aufgaben als Zweit- oder Drittoperateur übernehmen. Wenn man sich mit diesem Thema auseinandersetzt, sollten auch prozessuale Erwägungen angestellt werden. Gerade der Bereich Zusammenarbeit der Dienstgruppen, pünktlicher Dienstbeginn und last but not least kurze Wechselzeiten spielen in einer der teuersten Einheiten eines Krankenhauses eine maßgebliche Rolle. Eine Betrachtung der OP-Sequenzen nach Frequentierung, Schnitt-Naht-Zeiten, Ein- und Ausleitungszeiten spielt eine wesentliche Betrachtungsrolle. Mögliche Leerkapazitäten durch eine verbesserte OP-Organisation können neuen Leistungsspektren zugeführt werden.

Unter dem Bereich Betriebs- und Personalkonzept können viele Maßnahmen angedacht, simuliert und umgesetzt werden. Voraussetzung ist aber, dass man „sein Krankenhaus" wie auch Vergleichskrankenhäuser kennt, um Veränderungsmöglichkeiten zur Kostensenkung zu erkennen. Dies ist auch Voraussetzung für die Umsetzung eines benchmarkorientierten Stellenplanes. In vielen Krankenhäusern wird der Stellenplan tarifgruppenorientiert geführt. Dies verkennt, dass die Tarifgruppen Ergebnisse und nicht Zielsetzung sind. Es kann durchaus aus organisatorischer Sicht sinnvoll sein, vier hoch qualifizierte Kräfte anstatt acht weniger qualifizierter Arbeitskräfte einzusetzen.[78] Auch muss sichergestellt werden, dass sich die Leistungsentwicklung in den Stellenplänen wiederfindet. Hier ist eine intensive Auseinandersetzung des Personalmanagements mit den Leistungszahlen insbesondere bei den medizinischen Fachabteilungen unumgänglich.[79] Wichtig ist auch, Desorganisation nicht mit Mehrpersonal zu belohnen, sondern den Blick auf vergleichbare Fachabteilungen in anderen Krankenhäusern zu haben. Personalbedarfsberechnungen sollten zur Kontrolle eingesetzt werden, aber nicht die Personalbesetzungen bestimmen.

---

[77] Aufgrund der Arbeitsmarktlage ist es aus Sicht eines Krankenhausträgers derzeit kaum zu verstehen, dass seit 2006 die Wartezeiten für ein Medizinstudium angestiegen sind. 2008 kommen auf ca. 46.500 Bewerber lediglich ca. 11.000 Medizinstudienplätze. 80 % der Plätze wird über die Abiturnote vergeben. Die Noten entscheiden hier über die Sofortzulassung in den einzelnen Bundesländern. Neben dieser Situation haben auf die Arbeitsmarktlage und Personalkosten das Arbeitszeitgesetz / EuGH unmittelbaren Einfluss gehabt (z. B. Einführung von Schichtdiensten mit einer höheren Besetzungsnotwendigkeit).

[78] Diese Betrachtung kann u. a. im Pflegedienst beim Einsatz von Krankenpflegehelfern mit ihren Einschränkungen oder beim Verwaltungspersonal relevant sein.

[79] Bis zur Einführung des DRG-Systems wurden leistungsorientierte Stellenpläne nach Fallzahlen geführt. Heute sind es die Gewichte, d. h. die Anzahl der Fälle je Fachabteilungen mit dem durchschnittlichen Case-Mix-Index, die zur Steuerung herangezogen werden sollten.

In diesem Zusammenhang ist auch das Arbeitszeitmanagement gefragt. In vielen Kliniken unterbleibt die Betrachtung, wie viele Bereitschaftsdienste (Anzahl) einer Fachabteilung eigentlich notwendig sind oder ob medizinische Fachabteilungen gemeinsame Dienste leisten können. Je mehr Dienste je Fachabteilung vorgehalten werden, desto weniger Personal ist im Tagdienst verfügbar. Dies führt entweder zur Reduktionen im Tagesgeschäft, zu verbesserter Organisation oder im schlechtesten Falle zu Mehrpersonal durch die vom Chefarzt vorgerechnete Ausfallzeit. In vielen Sanierungskrankenhäusern ist auffällig, dass das Personalmanagement sich wenig mit diesen Kalkülen auseinandersetzt. Dieses Feld wird den Abteilungen viel zu oft alleine überlassen.

Aber auch die Harmonisierung von Arbeitszeiten und Dienstzeiten sollten verstärkt betrachtet werden. Im Operationsbereich ist es nicht unüblich, dass der Funktionsdienst früh seinen Dienst beginnt, um alle Vorbereitungen zu treffen. Wenn hier keine Harmonisierung der Arbeitszeiten zwischen Operateuren und Funktionsdienst besteht, führt dies zu Überstunden in den Nachmittagsbereich hinein, da die Funktionspflege über ihr reguläres Dienstzeitende hinaus anwesend ist. Auch sollte überprüft werden, ob klare Regelungen zum OP-Beginn, zur OP-Verteilung und eine Aufgabenzuordnung existieren. Dies führt nicht nur zu Unwirtschaftlichkeiten, sondern stellt häufig auch Konfliktpotenzial zwischen den Tätigen im OP dar. Auch das Thema Wechselzeiten spielt eine wichtige Rolle, wobei hier die baulichen OP-Bedingungen Restriktionen bringen können. Aber auch ein näherer Blick in andere Krankenhausbereiche wie zum Beispiel die Radiologie und Endoskopie lässt vergleichbare Betrachtungen zu.

Ferner lohnt es sich, das Verfahren zur Überstundengewährung und zur Urlaubsplanung stringenter zu organisieren. Gerade in Sanierungshäusern kommt es häufig vor, dass hier wenig oder keine Kompetenz vorzufinden ist. Die tarifvertraglichen Regelungen differenzieren oftmals zwischen der tariflichen wöchentlichen Arbeitszeit im Durchschnitt auf eine vorgeplante Zeit und Überstunden, die nach der vorgeplanten Arbeitzeit erfolgen. Die vorgeplante Zeit ist regelmäßig innerhalb eines Ausgleichszeitraumes von zum Beispiel einem Jahr auszugleichen, wenn keine einschränkendere Betriebsvereinbarung vorliegt (z. B. Ausgleichszeitraum für Teilzeitkräfte beträgt 3 Monate).

Überstunden entstehen, wenn Arbeitsleistungen außerhalb des festgesetzten Arbeitsbeginns und Arbeitsendes liegen. Überstunden können aber auch dann vorliegen, wenn Mitarbeiter außerhalb des vorgeplanten und genehmigten Dienstplanes zu Arbeitsleistungen z. B. in vollen Schichten herangezogen werden. Ferner sind Arbeitsleistungen, die innerhalb des Rufbereitschaftsdienstes erbracht werden, zu den Überstunden zu zählen. In Sanierungskrankenhäusern fehlt oftmals die Erkenntnis für diese unterschiedliche Zuordnung. Auch fehlen klare Regelungen, wer Überstunden anordnen darf und wie das

Genehmigungsverfahren zu erfolgen hat.[80] Auch die Betriebsräte sehen hier oftmals ihre Mitbestimmung nicht gewahrt, wenn keine eindeutige Verfahrensanweisung vorliegt. Aus Arbeitgebersicht sollte es keinesfalls zugelassen werden, dass die Mitarbeiter selbst die Anordnung vornehmen können. Bei Notfällen oder bei Einsätzen im Rettungsdienst sollten Ausnahmen von der Eigenanordnung zugelassen werden.

Auch die Urlaubsplanung in einem komplexen Krankenhausprozess erfolgt nicht immer betrieblich orientiert und als integrierte Urlaubsplanung. Gerade eine unzureichende Urlaubsplanung führt zu Überstunden der Mitarbeiter, die die Vertretung durchführen müssen oder zu Unterbesetzungen und Qualitätsverschlechterungen, wenn keine Vertretung organisiert werden kann. Eine abgestimmte Urlaubsplanung kann dies vermeiden. So ist es zum Beispiel nicht nachvollziehbar, warum Chefarztsekretariate und Schreibkräfte ihre Urlaubsplanung nicht untereinander abstimmen. Gerade eine starke Dezentralität fordert hier ein zentrales Management. Dies kann über eine Koordination aus den Reihen der Sekretariate oder über die Personalabteilung erfolgen.

Die aufgeführten Beispiele sollen aufzeigen, dass durch neue Konzeptionen, Strukturen und Arbeitsprozesse sehr schnell qualitative und wirtschaftliche Verbesserungen erreicht werden können. Hierzu müssen „die Wände in den Köpfen" versetzt werden. Halbherzigkeiten sollten nicht durchgeführt werden, die letztlich nur Kompromisse darstellen. Gerade das Betriebs- und Personalkonzept löst die meisten betrieblichen Diskussionen und eventuell externe Beurteilungen aus, da hier alle Mitarbeiter mehr oder weniger betroffen sind. Auch die Mitarbeitervertretungen, Betriebsräte oder dergleichen sind in die Konzeptionen eng einzubinden, da viele Konzepte regelmäßig auch der Mitbestimmung unterliegen. Es wäre fatal, wenn es in der Umsetzungsphase zu Streitigkeiten kommen sollte, nur weil Mitbestimmungsrechte nicht eingehalten worden sind. Hier ist ein vorausschauendes Sanierungsmanagement gefordert.

In Krankenhäusern, die der Sanierung unterliegen, fehlen häufig Organigramme und klare Zuständigkeiten in der Organisationsstruktur. Dies ist aber eine entscheidende Grundlage für die Entwicklung eines guten Organisations- und Personalkonzeptes und für mögliche Zielvereinbarungen. Dies zu entwickeln kann auch nicht auf der Sachbearbeiterebene und sporadisch erfolgen. Es setzt vielmehr ein gutes Personalmanagement voraus, das sich mit den betrieblichen Strukturen und Prozessen kontinuierlich und hauptsächlich auseinandersetzt. Auch bedarf es hier eines engen Kontaktes zum Betriebsrat oder der Mitarbeitervertretung, da viele der beschriebenen Vorgänge nur mit diesen entwickelt werden können.

---

[80] In einigen Krankenhäusern liegen hier Betriebsvereinbarungen oder Regelungsabreden vor, um die Mitbestimmung einzuhalten.

Nachdem das Betriebs- und Personalkonzept dargestellt wurde, soll im Folgenden näher auf das Investitions-, Instandhaltungs- und Materialwirtschaftskonzept eingegangen werden. Das Materialwirtschaftskonzept könnte auch in einem separaten Kapital alleine abgehandelt werden. Da aber oftmals Investitionsentscheidungen auch Verbrauchsentscheidungen nach sich ziehen, soll dies hier integral behandelt werden.

3.3 Investitions-, Instandhaltungs- und Materialwirtschaftskonzept

Investitionsnotwendigkeiten werden sich durch den aufgelaufenen Investitionsstau, d. h. insbesondere bei Ersatzbeschaffungen ergeben. Die von den Ländern zur Verfügung gestellten Mittel reichen heute nicht mehr aus, um diesen Bedarf zu decken. Insbesondere in Großkrankenhäusern mit hohem technischem Geräteeinsatz wie Links-Herz-Katheder-Messplätzen, Linearbeschleuniger, Computertomografie, Kernspintomografie etc. besteht regelmäßig ein hoher Investitionsersatzbedarf.[81] Hier liegt oftmals auch nur eine Anteilsfinanzierung aus der Landesförderung vor, da viele Gerätschaften heute auch stark ambulant, d. h. bis zu 90 % betrieblich genutzt werden. Gerade bei diesen Krankenhäusern besteht ein größerer Innovationsdruck aus der Investitionsfinanzierung.

Das medizinische Konzept und das Betriebskonzept werden zu einem neuen Investitionsbedarf, d. h. zu Neuinvestitionen führen. Auch der zunehmende EDV-Einsatz verschlingt jährlich hohe Summen an Investitionsmitteln, die regelmäßig 50 % und mehr der Investitionsnotwendigkeiten eines Krankenhauses ausmachen.[82] Gleichgültig, ob Ersatz- oder Neuinvestition, muss sich jede Investitionsentscheidung für den Träger rechnen, d. h. Investitionen müssen an der richtigen Stelle im Unternehmen durchgeführt werden. Hier sind oftmals aufkommenden Forderungen für teilweise unsinnige Investitionsanträge, die ausschließlich die Reputation eines Krankenhauses verbessern sollen, eine Absage zu erteilen.

Im Rahmen des Masterplanes sollten strukturiert sämtliche Investitionsnotwendigkeiten aus Ersatz- und Neubedarfen aufgenommen und die Investitionswünsche detailliert erfasst werden. Es ist nicht unüblich, dass der sogenannte Wunschplan dem 5-Fachen der Fördermittel entspricht. Hier muss ein

---

[81] Auf die Ausführungen zu der Kooperation mit niedergelassenen Ärzten wird verwiesen.

[82] Investitionen sollten auch vor dem Hintergrund von Rationalisierung durchgeführt werden. Hierdurch werden u. a. Personalbedarfe durch Investitionsbedarfe substituiert, was sich in den Stellenplänen wiederfinden muss.

rationales Allokationsverfahren gefunden werden. Auch sollte der Investitionsplan sämtliche Instandhaltungsnotwendigkeiten wie Stationssanierungen enthalten. Instandhaltungsnotwendigkeiten können sich durch Umbauten durch das Betriebskonzept ergeben oder Ergebnis der Verbesserung der Stationsbedingungen sein. Es bietet sich an, die Investitions- und Instandhaltungsplanung auch nach Finanzierungsgesichtspunkten – wie Fördermittelfinanzierung, Finanzierungen aus Rücklagen und Rückstellungen sowie aus dem laufenden Ergebnis – aufzugliedern. Dadurch können unmittelbar die Auswirkungen auf die Bilanz und das Ergebnis hergeleitet werden.

Es stellt sich auch die Frage, ob die Investitionsplanung auf einer Budgetierung oder einer Steuerung nach Inhalten basieren sollte. Beide Varianten sind möglich und werden in der Praxis durchgeführt. Bei der Budgetierung darf nicht verkannt werden, dass sich der Planungsprozess durchaus in das laufende Geschäftsjahr hineinentwickeln kann. Auch haben Budgets die Eigenschaft, aufgebraucht zu werden, ob dies notwendig ist oder nicht. Gerade bei privaten Klinikketten haben sich Steuerungssysteme mit Inhalten durchgesetzt. Dieser Investitionsplan erlaubt es, noch vor dem Investitionsjahr einen genauen und nach Inhalten durchgeführten Plan aufzustellen. Diese Inhaltssteuerung setzt aber eine hohe Kompetenz in der Materialwirtschaft voraus, da hier nicht nur viele interne Diskussionen über Notwendigkeiten und Herstellerarten bestehen, auch muss eine hohe Marktkenntnis der Produktanbieter bestehen. Letztlich zahlt sich dies aber aus, wie bereits auch private Klinikbetreiber erkannt haben und ihre Nachwuchsführungskräfte für eine nicht unbeträchtliche Zeit in diesen Bereichen mitarbeiten lassen.

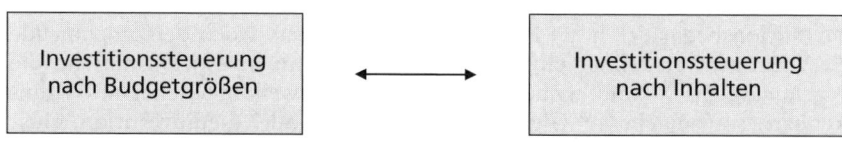

Abb. 17: Art der Investitionssteuerung

Bei Einzelförderungsmaßnahmen sollten, sofern bereits genehmigte Investitionsprogramme oder Investitionsprogramm des jeweiligen Landes vorliegen, diese mit Bezug auf das medizinische Konzept sowie das Betriebskonzept nochmals überprüft werden. Damit ist nicht gemeint, bereits genehmigte oder erhaltene Fördermittel zurückzugeben, sondern sie vielmehr zielgerichteten Investitionsnotwendigkeiten zuzuführen. Die Investitionsprogramme haben darüber hinaus eine Zeitverzögerung von rund zwei Jahren. In dieser Zeit können sich durch Marktveränderungen, wie z. B. Mindestmengen, Zentrumsbildungen oder qualitativen Vorgaben des Bundesausschusses, neue Realitäten und Notwendigkeiten ergeben haben. Sofern beispielsweise vor zwei Jahren Einzelfördermittel für den Umbau eines Kreißsaals von der Planungsbehörde gewährt worden sind, sich aber rückläufige Leistungszahlen einstellen sollten, da die perinatale Versorgung beispielsweise bei einem Mitbewerber konzentriert worden ist, sollte dieser Umstand betriebsintern mit Blick auf neue Zielsetzungen überprüft werden.

Bei Veränderungen sollte das Gespräch mit der zuständigen Planungsbehörde gesucht werden. So ist es unter Umständen möglich, bereits genehmigte Fördermittel umzuwidmen oder neue Kontingentmittel zu beantragen. Es darf auch nicht übersehen werden, dass die Förderungen heutzutage Festbetrags- bzw. Höchstbetragsförderungen sind. Der Krankenhausträger würde in diesem Falle auch Eigenmittel sinnvoll oder weniger sinnvoll investieren.

Gerade neue Konzepte wie Kooperationen mit niedergelassenen Ärzten oder der Betrieb eines Medizinischen Versorgungszentrums können zu Einschränkungen bei der Einzelförderung führen, sofern ehemals geförderte stationäre oder teilstationäre Bereiche einer primär ambulanten Konzeption zugeführt werden. Auch hier gilt es, die Abstimmung mit der Planungsbehörde zu suchen. Neben der Möglichkeit von Anteilsrückzahlungen kann auch über eine Zuführung von Mieterträgen zu den pauschalen Fördermitteln, zumindest anteilig, nachgedacht und mit der Fördermittelbehörde verhandelt werden.[83] Dies hätte gegenüber einer Rückzahlung den Vorteil, die künftige gerätetechnische Förderung zu stärken, da kein Geldabfluss entsteht.

Gerade bei größeren Investitionsnotwendigkeiten wie z. B. der Installierung eines Facharztzentrums oder eines Medizinischen Versorgungszentrums können auch Public Private Partnership (PPP)-Modelle interessant sein. Neben den klassischen Finanzierungsformen gewinnen diese Modelle zunehmend an Bedeutung. Der Grundgedanke ist die Kooperation zwischen dem öffentlichen und privaten Sektor, mit der Zielsetzung eines gemeinschaftlichen und vertraglich gesicherten Zukunftsprojektes. In Deutschland gibt es verschiedene Projekte, verschiedene Betreiber und Finanzierungsmodelle. So wird der erforderliche Bau und die Finanzierung durch den Betreiber vorgenommen. Auch die Bewirtschaftung erfolgt durch den Betreiber. Hier ist es oftmals üblich, das Grundstück in der Nähe zum Krankenhaus vom Träger zur Verfügung zu stellen. Der Krankenhausträger oder Ärzte oder eine ärztliche Gemeinschaft nutzen das Gebäude für die medizinischen Zwecke. Für die Zeit nach Ablauf des Vertrages kann zum Beispiel vereinbart werden, dass die Immobilie in den Besitz des Krankenhausträgers übergeht. PPP-Modelle stellen keine generellen Lösungen dar. Sie können aber für bestimmte Projekte, bei denen keine Finanzmittel zur Verfügung stehen oder Rückforderungen von Investitionsmitteln anstehen, eine gute Möglichkeit für die medizinische Weiterentwicklung des Krankenhauses darstellen. PPP-Projekte stellen eine gute Alternative zu einer vollständigen Privatisierung für einen öffentlichen oder freigemeinnützigen Träger dar, um notwendige Investitionen in die Zukunft

---

[83] In einigen Bundesländern existieren Durchführungsverordnungen zur Ausgleichung und ambulanten Mitbenutzung.

realisieren zu können. Insofern stellt die private Trägerschaft nicht in jedem Fall eine bessere Finanzierungssituation dar.

Nicht nur der Investitionsbereich ist wichtig. Im Rahmen des Masterplanes sollte auch festgelegt werden, wie mit dem gesamten Bereich der Materialwirtschaft umgegangen wird. Es ist jedenfalls zu empfehlen, der Materialwirtschaft weitreichende Kompetenzen zu geben, die sie auch umsetzen muss. Im Masterplan sollte bestimmt werden, dass der Einkauf für sämtliche Einkaufsvorgänge zuständig ist. Gerade in Sanierungskrankenhäusern ist auffällig, dass dort an den verschiedensten Stellen Einkäufe und Bestellungen durchgeführt werden. Sämtliche Verbrauchsmaterialien sollten über den Tisch der Materialwirtschaft laufen. Dies setzt eine Material- und Anbieterkenntnis voraus. Damit sollen Bereiche wie EDV-Abteilungen (EDV-Bedarf), Küchen (Lebensmittel) oder die medizinisch-pflegerischen Mitarbeiter nicht ausgeschlossen werden, aber es muss nur klargestellt sein, dass im Einkauf letztlich die Entscheidung fällt. Auch im Bereich von Apotheken findet regelmäßig ein zentrales Beschaffungswesen statt, das auf die Materialwirtschaft grundsätzlich übertragen wird. In der Materialwirtschaft sollten klare Zuständigkeiten und Verantwortlichkeiten für die einzelnen Kostenarten wie Lebensmittel, medizinischer Sachbedarf, Verwaltungsbedarf oder Wirtschaftsbedarf eindeutig festgelegt werden.

Gerade die Produktauswahl ist neben den Preisverhandlungen eine zentrale Aufgabe, die nicht an die Stellen delegiert werden sollte, die die Letztanwender sind. So ist es nicht unüblich, dass Implantatbestellungen auch im Routinebetrieb für die Bestellung zuständig sind. Dies sollte, abgesehen von Notfällen, zugunsten der Bestellung durch die Materialwirtschaft aufgegeben werden.

Im Bereich der Materialwirtschaft sollte man auch sehr sensibel für make or buy-Vorgänge sein. So sollte stets analysiert werden, ob z. B. OP-Abdeckungen oder Schutzkleidung regelmäßig als Einwegartikel oder über eine adäquate Wäscheversorgung im Mehrwegverfahren beschafft werden sollen. Ein Mischverfahren ist oftmals teurer als eine klare Festlegung auf ein System. Dies ist letztlich ein Rechenexempel.

Es ist empfehlenswert, neben einer Arzneimittelkommission auch eine Verbrauchsmittelkommission einzuführen. Zielsetzung sollte es sein, neben der Qualität auch die Wirtschaftlichkeit bei den eingesetzten Verbrauchsmaterialien, die keine Arzneimittel sind, sicherzustellen. In diesem Entscheidungsgremium sollten Produkteinführungen oder Einsparmöglichkeiten besprochen und entschieden werden. Neben dem zuständigen Mitglied der Geschäftsführung, der ärztlichen und pflegerischen Leitung sollte die Leitung der Materialwirtschaft den Vorsitz innehaben. Sofern eine eigene Apotheke betrieben wird, sollte der leitende Apotheker Mitglied der Kommission sein. Die in dieser Verbrauchsmittelkommission getroffenen Entscheidungen sollten verbindlich umgesetzt werden bzw. stellen klare Vorgaben für die Materialwirtschaft dar. Hier bietet sich an, ein entsprechendes schriftliches Statut aufzustellen, das durch die Funktionsträger als Handlungsmaxime akzeptiert wird.

Im Rahmen des Masterplanes sollten auch die Artikelvielfalt auf der Grundlage einer A-B-C-Analyse sowie die Lagerhaltung auf den Stationen wie auch das Bestellwesen näher betrachtet werden. Gerade eine hohe Anzahl der Artikel widerspricht einem wirtschaftlichen Einsatz. Hier sollten verbindliche Standards festgelegt und sämtliche Reduktionsmöglichkeiten ausgeschöpft werden.

Inhalt des Masterplanes sollte ferner sein, wie hoch die Lagerhaltung auf den Stationen sein soll und wo sich Materiallager befinden. Gerade in Sanierungshäusern ist es evident, dass eine Vielzahl von Lagern auf den Stationen und den Funktionsbereichen existieren oder Vorgaben für eine effiziente Lagerhaltung fehlen. Gerade hier kann die Umstellung auf ein Modulsystem wirtschaftliche Effekte durch eine niedrige Lagerhaltung bringen. Auch das interne Bestellwesen sollte einer Reorganisation zugeführt werden. Vielfach erfolgen die Bestellungen über die Lagerwirtschaft. Hier sollte klar festgelegt werden, wer befugt ist, Materialien zu ordern. Sofern keine verbindlichen Regelungen vorliegen, kann es zu Parallelordern durch die Stationsleitungen, Pflegekräfte im Nachtdienst oder auch durch Pflegeschüler kommen. Hier sollte die Materialverantwortung eindeutig bei der Stationsleitung und der Vertretung im Regelfall liegen. Dies setzt eine klare Organisation im Pflegedienst voraus.

Gerade im Materialwirtschaftsbereich bestehen vielfältige Möglichkeiten für Kosteneinsparungen. Auch lohnt sich hier „der Blick über den Tellerrand". In vielen Fällen lohnt es sich auch, die Umsätze mit mehreren Kliniken zu bündeln oder einer Einkaufsgenossenschaft beizutreten. Dies ist letztlich ein Rechenexempel.

Gerade Sanierungskrankenhäuser sind durch Liquiditätsengpässe gekennzeichnet, die durch die Verluste und Vorfinanzierungen (Ausgaben vor den Einnahmen) gekennzeichnet sind. Ganz besonderes eng kann die Liquiditätslage dann sein, wenn parallel Zwischenfinanzierungen oder Anteilsfinanzierungen bei Investitionen bestehen. Im folgenden Kapitel soll näher auf das Finanzkonzept eingegangen werden.

3.4   Finanzkonzept

Die Ergebnisse des Markt- und Leistungskonzeptes, des Betriebs- und Personalkonzeptes sowie des Investitionskonzeptes stellen die Basis für das Finanzkonzept dar. Ausgangspunkt des Finanzkonzeptes ist der Jahresabschluss des vorherigen Geschäftsjahres. Es wird nunmehr versucht, die Ergebnisbeiträge zu ermitteln und die finanzielle Entwicklungsmöglichkeit der Klinik durch die Maßnahmen des Masterplanes zu erfassen. Dies kann entweder als dynamische Berechnung, d. h. hinsichtlich der Wirkungen auf den künftigen Cashflow oder als statische Kosten-Erlös-Berechnung durchgeführt werden. Auch kann die Simulation einperiodisch oder mehrperiodisch durchgeführt werden.

Das medizinische Konzept soll nicht nur die strategische Position des Krankenhauses stärken und zusätzliche Erträge generieren. Es muss auch bewusst sein, dass dies nicht ohne höhere Kosten, insbesondere durch die Neuinstallierung von neuen Fachgebieten und entsprechenden Einstellungen geht. Hierzu müssen neue Chefärzte, Oberärzte und eventuell auch neues Fachpflegepersonal eingestellt werden. Auch können sich durch höhere Leistungen z. B. im OP höhere Personalbedarfe ergeben. Dies gilt es zu ermitteln. Durch das medizinische Konzept können sich aber auch Investitions- und Instandhaltungsbedarfe ergeben.

Mithilfe des Betriebs- und Personalkonzepts lassen sich durch eine geschickte Organisation nachhaltige und mehrperiodische Ergebnisverbesserungen erzielen. Allerdings sind hier auch Aufwendungen notwendig, die sich u. a. im Investitions- und Instandhaltungskonzept wiederfinden.

Im Investitions- und Instandhaltungskonzept kommen sämtliche Investitionen und Instandhaltungen zum Tragen, unabhängig von der Herkunft aus Ersatzbeschaffungen und den Investitionen in das Zukunftskonzept des Krankenhauses. Aber auch eventuelle Zinslasten, die bereits eine Ergebnisbelastung darstellen, sind in die Kalkulationen einzubeziehen. Zielsetzung muss es sein, diese durch eigene Kraft abzutragen. Im Rahmen von Privatisierungen übernimmt oftmals der Übernehmer diese Zinslasten durch neues Eigenkapital und erreicht hierdurch unmittelbar eine Verbesserung in den Ergebnissen.

Alle Konzepte gemeinsam müssen einen positiven Deckungsbeitrag ergeben und zu einem perspektivischen Abbau der negativen Betriebsergebnis-

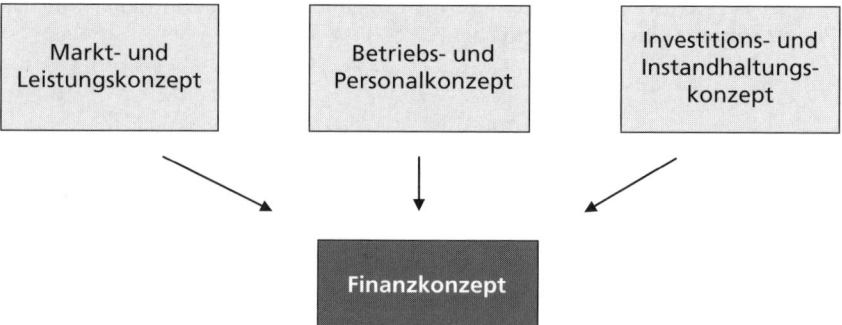

Abb. 18: Auswirkungen der Konzepte auf das Finanzkonzept

se führen. Diese Simulation ist mit der wirtschaftlichen Ausgangssituation des Krankenhauses in Beziehung zu bringen. Es muss die Frage beantwortet werden, ob das Krankenhaus in den nächsten zwei bis drei Jahren überleben kann.

Wie oben bereits angedeutet, kann dies auf statischer Basis mit künftigen Erträgen und Aufwendungen (GuV-Rechnung), evtl. ergänzt um eine Kapitalisierung, oder auf Basis von Einnahmen und Ausgaben (Cashflow-Rechnung) simuliert werden.

Dem Krankenhausgremium wird an dieser Stelle empfohlen, sich für sämtliche Projekte Kalkulationen auf einem adäquaten Abstraktionsniveau vorlegen zu lassen. Letztlich sollte jede durchgeführte Maßnahme im Rahmen des Masterplanes einen positiven Deckungsbeitrag im Rahmen der Sanierung bringen. Dies muss nicht nur geplant und simuliert, sondern auch kontrolliert werden. Abweichungen, die möglicherweise in der Umsetzungsphase bestehen, sollten durch die Geschäftsführung erläutert werden.

Zielsetzung des Masterplanes ist es letztlich, die wirtschaftliche Situation so zu verbessern, dass ein mindestens ausgeglichenes Betriebsergebnis möglich ist. Auch wird empfohlen, sich mit den unterschiedlichen Konten und Kontengruppen auseinanderzusetzen.

Die Krankenhausbuchführung unterscheidet folgende Kontengruppen, wobei hier nur auf die wichtigsten näher eingegangen werden soll:

Tabelle 4: Kontengruppen der Gewinn- und Verlustrechnung

Betriebliche Aufwendungen	Betriebliche Erträge
60 Löhne und Gehälter	40 Erlöse aus Krankenhausleistungen
61 gesetzliche Sozialabgaben	41 Erlöse aus Wahlleistungen
62 Aufwendungen für Altersversorgung	42 Erlöse aus ambulanten Leistungen
63 Aufwendungen Beihilfen	43 Nutzungsentgelte der Ärzte
64 sonstige Personalaufwendungen	44 Rückvergütungen des Personals
65 Lebensmittel und bezogene Leistungen	45 Erträge Hilfs- und Nebenbetriebe
66 medizinischer Bedarf	46 Erträge Fördermittel KHG
67 Wasser, Energie, Brennstoffe	47 Zuweisungen und Zuschüsse
68 Wirtschaftsbedarf	48 Erträge Darlehensförderung
69 Verwaltungsbedarf	49 Erträge Auflösung Sonderposten

Fortsetzung S. 76

Tabelle 4: Fortsetzung

Sonstigen Aufwendungen	Andere Erträge
70 Aufwendungen zentrale Dienste	50/51 Erträge Beteiligungen/Zinserträge
72 Instandhaltungen	52 Erträge aus Anlagenabgang
73 Steuern, Abgaben, Versicherungen	53 frei
74 Zinsen und ähnliche Aufwendungen	54 Erträge aus Auflösung Rückstellung
75 Aufwendungen aus Zuführung SoPo	55 Bestandsveränderungen
76 Abschreibungen	56 frei
77 Aufwendungen für Nutzung AV gefördert	57 sonstige ordentliche Erträge
78 sonstige ordentliche Aufwendungen	58 Erträge Ausgleichsbeträge VJe
79 übrige Aufwendungen	59 periodenfremde Erträge und Spenden

Vonseiten des Trägergremiums sollte die Entwicklung der Gewinn- und Verlustrechnung monatlich im Ist nachvollzogen werden. Hierzu ist es notwendig, regelmäßig einen Monatsabschluss durch die Geschäftsführung aufstellen und vorlegen zu lassen. Es ist aber auch wichtig, eine realistische Plan-GuV aufzustellen, um Soll-Ist- und Soll-Wird-Vergleiche durchführen zu können. Die Monatsentwicklungen der GuV bzw. die Abweichungen sollten regelmäßig analysiert und Gegensteuerungsmaßnahmen bei Abweichungen eingeleitet werden. Aber auch die Hinzuziehung der Vorjahreswerte kann wichtige Aussagen und Interpretationen zu Abweichungen erlauben.

Die Kontengruppe 40 ist sicherlich eine der wichtigsten Ertragsgruppen. Rückläufige Fallzahlen und Case-Mix-Indizes machen sich hier genauso bemerkbar wie das Krankenhausbudget sowie Ausgleiche aus den Vorjahren. Es kann nur angeraten werden, sofern hier negative Entwicklungen zu verzeichnen sind, den Leistungsbereich genau analysieren zu lassen. Gerade rückläufige Krankenhauserlöse führen zu einem enormen Anpassungsdruck in den Kostenstrukturen. Hierzu kann insbesondere die oben dargestellte Markt- und Umfeldanalyse herangezogen werden. Von Bedeutung sind auch die Zielvereinbarungen mit den Chefärzten. Es sollte heutzutage auch nicht mehr davor zurückgeschreckt werden, weniger gute ärztliche Leistungsträger auszutauschen, wenn das Vertrauen trägerseitig fehlt, dass sich etwas an der

Leistungsbereitschaft und -fähigkeit ändern wird, da dies die wichtigste Position in der Krankenhausbilanz (Gewinn- und Verlustrechnung) ist.

Auf die Entgeltvereinbarung, die Entgeltverhandlung sowie ein Schiedsstellenverfahren, die die Krankenhauserlöse und damit die Kontengruppe 40 über die Mehr- und Mindererlösausgleiche auch tangieren, soll hier nicht weiter eingegangen werden. Es wird hier auf die umfangreiche Sekundärliteratur verwiesen. Man muss sich das Krankenhausbudget aber wie ein leeres Glas Wasser vorstellen. Ist das Glas größer, besteht die Möglichkeit, einen größeren Patientenanteil zu behandeln. Ist das Glas kleiner, kommt es schneller zu einer Budgeterreichung durch die sukzessiven Patientenbehandlungen. Für Leistungen, die über dem Budget erbracht werden, erfolgen Rückzahlungen gegenüber den Kostenträgern über Ausgleiche in den Folgejahren. Allerdings darf nicht übersehen werden, dass das Budget erwirtschaftet werden muss. Hierzu ist die Behandlung von Patienten notwendig. Jede Krankenhausabrechnung gegenüber den Kostenträgern füllt das vereinbarte Budget. Eine hohe Budgetvereinbarung ohne den Ausschluss von Mindererlösausgleichen hat den Vorteil, aus den Mindererlösausgleichen Einnahmen gegenüber den Kostenträgern zu ziehen. Vonseiten der Kostenträger wird in Entgeltverhandlungen gerne eine Budgeterhöhung unter Ausschluss von Mindererlösausgleichen verhandelt. Gerade für Sanierungskrankenhäuser, die Leistungen und Fallzahlen aufholen, ist dies keine wirtschaftliche Lösung. Auch Rechnungen gegenüber Privatversicherungen, Unfallversicherungsträgern oder Beihilfeeinrichtungen gehen mit den DRG in dieses Budget herein.[84] Die Kostenträger schalten auch immer öfter den Medizinischen Dienst der Krankenkassen mit der Begutachtung von Fällen ein. Aus Sicht der Kostenträger stellt dies ein wichtiges Instrument dar, um Ausgabenreduktionen zu erreichen.[85] Hierbei werden die stationäre Behandlung nach den AEP-Kriterien, aber auch eine falsche Hauptdiagnose oder Nebendiagnose infrage gestellt. Ab der oberen Grenzverweildauer einer DRG bestehen Möglichkeiten für das Krankenhaus, weitere Erlöse abzurechnen. Gerade dies wird über den MDK zu verhindern versucht, indem für den längeren Aufenthalt „organisatorische" Gründe angeführt werden, die nicht zu einer Verweildauererhöhung führen dürfen. Hier ist das Controlling gut beraten zu analysieren, welche organisatorischen Gründe dazu geführt haben.

Neben dem Erlösbereich gilt es auch, die Kostenstruktur des Krankenhauses näher zu betrachten. Der medizinische Sachbedarf (Kontengruppe 66) steht in einer gewissen Korrelation zu den Krankenhauserlösen. Daher sollte die Betrachtung hier nicht absolut, sondern relativ auf Basis von Kennzahlen erfolgen. Gerade der Aufwand je Fallgewicht kann hier erste Rückschlüsse

---

[84] Dies betrifft nicht die Privatrechnung nach GOÄ für einen Wahlleistungsarzt oder eine bessere Unterkunft. Diese Position ist nicht gedeckt.

[85] Das Krankenhaus ist hier gut beraten, ein funktionstüchtiges Medizincontrolling zu installieren. Kodierungsschulungen der Ärzte oder eine gute Dokumentation der Akten stellen hier wichtige Instrumente des Krankenhauses dar.

erlauben, wobei die Daten zu Zahlen genau zu interpretieren sind. Steigende Fallgewichte zum Beispiel in der Orthopädie führen zwangsläufig zu steigenden Implantatkosten. Wenn hier der Mengeneffekt bereinigt ist, können mögliche Kostenerhöhungen in Preissteigerungen oder der Produktauswahl gesucht werden. Aber auch Arzneimittelentwicklungen sollten genauestens untersucht werden. Gerade größere Kostenblöcke wie Zytostatika sollten in Beziehung zur Entwicklung der Chemotherapien und den Leistungszahlen gebracht werden. Es sollte deutlich werden, dass Investitionen auch auf die Verbrauchskosten Auswirkungen haben. In der Praxis ist es auch nicht unüblich, dass Investitionen zum Beispiel von Laborgeräten über die Verbrauchskosten wie zum Beispiel Reagenzien erfolgen. Es kann nur empfohlen werden, solche Finanzierungen von Investitionsmitteln über die Verbrauchskosten zu vermeiden, da hierdurch die Betriebskosten gesteigert werden. Der Weg muss vielmehr sein, durch gute Investitionsentscheidungen die Betriebskosten zu senken. Die Kontengruppe 66 sollte detaillierter nach Arzneimitteln, Blut, Verbandmittel, ärztliches und pflegerisches Verbrauchsmaterial, Narkose- und OP-Bedarf, Bedarf für Röntgen, Laborbedarf und Untersuchungen in fremden Instituten differenziert dargestellt werden. Hierzu sollten die Plan-Werte dieser Untergruppen den Ist-Werten gegenübergestellt werden. Auch der Zeitreihenvergleich kann eine wichtige Interpretationshilfe darstellen.

Der Krankenhausträger sollte sich auch die Frage stellen, welche Auswirkungen Instandhaltungspläne (Kontengruppe 73 und Rückstellungen) auf die Ergebnisse haben. Sinnvoll ist es, klare Maßnahmenfestlegungen zu treffen, welche Instandhaltungen durchgeführt werden sollen. Wichtig ist aber auch die Verhaltenssteuerung. Instandhaltungen sollten nur durch leitende Kräfte (Technischer Leiter) beauftragt werden. In der Praxis ist es oftmals üblich, dass auf Sachbearbeiterebene entsprechende Aufträge rechtsverbindlich beauftragt werden können. Dies sollte wertmäßig eingegrenzt werden. Auch sollte überlegt werden, ob Vollwartungsverträge abgeschlossen werden. Vollwartungsverträge sind sehr teuer und entlasten auch wieder die eigentlich zuständigen Mitarbeiter, was sich in den Stellenplänen wiederfinden muss.

Wenn der Masterplan bereits im Rahmen der Planung nicht den notwendigen Erfolg bringen kann oder sich dies in der Umsetzungsphase herauskristallisiert, müssen Kooperationen bis hin zu gesellschaftsrechtlichen Veränderungen überprüft werden. Vor dem Hintergrund der unterschiedlichen Trägerschaften und Befindlichkeiten ist dies durchaus ein lohnenswerter Weg, wenn er nicht halbherzig gegangen wird.

3.5 Trägerkooperation, Holding, Fusion

Sämtliche Kooperationsmöglichkeiten sollten vor dem Hintergrund des medizinischen Konzeptes und der Investitionen geprüft werden. Wenn die geplante Wirtschaftlichkeit nach der Durchführung des Masterplanes nicht oder nur teilweise erreicht wird[86], müssen auch gesellschaftsrechtliche Möglichkeiten, d. h. ein Zusammenarbeiten mit anderen Krankenhäusern auf gesellschaftlicher Ebene, überprüft werden. Hiermit ist gemeint, dass es nicht zu einer Privatisierung kommt, sondern dass regionale Verbünde entstehen. Im Bereich der konfessionellen Kliniken ist dies kein Neuland mehr. Im Bereich der öffentlichen Kliniken sind auch entsprechend größere Beispiele u. a. in Bremen oder Berlin zu finden.

In einigen Regionen sind aber aufgrund von unterschiedlichen politischen Interessen keine Gemeinsamkeiten in einer trägerübergreifenden Zusammenarbeit zu erzielen. Es darf aber nicht verkannt werden, dass dies letztlich eine Frage der Rationalität sein muss. Die Patientenversorgung und Arbeitsplätze sollten gesichert werden. Wenn das eigene Sanierungsmanagement nicht den entscheidenden Erfolg bringt, eine Privatisierung politisch ausgeschlossen wird, der Träger die Defizite nicht mehr ausgleichen möchte oder kann, bleibt nicht mehr viel Entscheidungsspielraum für die Funktionsträger in den Krankenhausgremien. Ganz besonders bedeutsam kann dies sein, wenn sich regional bereits andere Träger entsprechend aufstellen, um ihre strategische Position hierdurch zu verbessern. Die Situation der Sanierungsklinik wird sich durch diesen externen Faktor nicht verbessern.

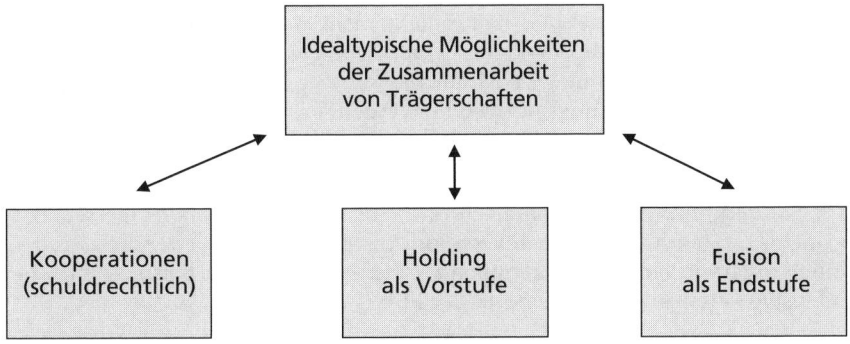

Abb. 19: Möglichkeiten der Trägerzusammenarbeit

---

[86] Neben den aktiven Wirtschaftlichkeitsmaßnahmen sieht sich das Krankenhaus auch während der Umsetzung des Masterplanes externen Kostensteigerungen oder Erlösreduktionen gegenüber, die parallel laufen und Wirkung entfalten. Diese neutralisieren unter Umständen die positiven Wirkungen des Masterplanes.

Auf die unterschiedlichen Vor- und Nachteile von Holdingstrukturen oder Fusionen soll hier nicht detailliert eingegangen werden. Allerdings sei erwähnt, dass die Holdingstruktur schneller umzusetzen ist und auch die notwendige Flexibilität während der Umsetzungsphase bei Veränderungen in der Gesundheitsgesetzgebung erlaubt. Auch besteht die Chance, unter einem gemeinsamen Dach den neuen und gemeinsam aufzulegenden Masterplan unter Einbeziehung der Betroffenen in der Organisation innerhalb eines bestimmten Zeitabschnittes aufzustellen. Probleme der bisher unterschiedlichen Betriebskulturen stehen im Gegensatz zur Fusion nicht von Beginn an im Vordergrund. Die Fusion ist der große, finale Schritt. Sowohl bei der Holding als auch bei einer Fusion muss geklärt werden, welche Rechtsform vor dem Hintergrund unterschiedlicher Ausgangslagen (Eigenbetrieb oder gemeinnützige GmbH) gewählt werden soll.

Aber auch die Kooperation kann als Vorstufe gelten. So sind Kooperationen in den Wirtschafts- und Versorgungsdiensten denkbar. Auch wenn es von Mitarbeitervertretungen oder Gewerkschaften nicht gerne gesehen wird, ist eine Zusammenarbeit in der Speisenversorgung, Hauswirtschaft oder dem Reinigungsdienst möglich und wird auch in der Krankenhauslandschaft oftmals umgesetzt.

Bei bereits bestehenden Leistungsbeziehungen sollte auch eine organschaftliche Verbindung geprüft werden, die nochmals wesentliche Einsparungen bringen kann. Es darf aber nicht übersehen werden, dass die Mehrwertsteuerersparnis nicht 19 % ausmacht, sondern auch ein Teil für den Betrieb der Gesellschaft aufgewendet wird. Realistisch sind hier Einsparungen von 7 bis 10 %.

Aber auch Kooperationen im Bereich der Radiologie, Strahlentherapie oder bei der Labordiagnostik sind heute nicht mehr unüblich und in der Praxis wiederzufinden. Gerade für kleine Trägerschaften können sich auch angesichts der Zentrenbildung gute Möglichkeiten der Zusammenarbeit ergeben. Dadurch kann es allerdings notwendig werden, unterschiedliche Investitionskonzepte bei den Gerätschaften oder der EDV zu harmonisieren.

Heute ist es auch nicht mehr unüblich, dass ein Perinatalzentrum von einer Kinderklinik in Trägerschaft A und eine Geburtshilfe in Trägerschaft B gemeinsam geführt oder die Investitionskosten für eine notwendige Kinderintensivstation gemeinsam getragen werden. Auch solche Beispiele für eine intensive Zusammenarbeit sind in der Praxis zu finden.

Es lohnt sich hier, von guten Projekten zu lernen. Gesellschaftsrechtlichen Zusammenschlüssen, z. B. gleicher Trägerstrukturen im öffentlichen, freigemeinnützigen oder konfessionellen Bereich, sollte gegenüber schuldrechtlichen Kooperationen der Vorzug gegeben werden, da sich hier bessere Win-Win-Situationen für die Trägerschaften einstellen können. Es ist für die Einstellung der Mitarbeiter günstiger, von vornherein eine Gemeinsamkeit unter einem Dach zu schaffen. Gerade bei medizinischen Doppelvorhaltungen muss geklärt werden, wo was und von wem erbracht werden soll. An solchen regionalen Konstruktionen sind die Kostenträger sehr interessiert, da aus ihrer Sicht die Möglichkeit der Abschaffung von medizinischen Doppelvorhaltungen existiert. Sofern ein regionaler Anbieter in eine private Trägerschaft überführt wird, werden nicht mehr viele Möglichkeiten für eine Abschaffung der medizinischen Doppelvorhaltung gegeben sein, da der private Klinikbetreiber im Regelfall einen medizinischen Ausbau anstrebt und dies mit großen Investitionen begleitet. Dies wird oftmals in den Verträgen entsprechend geregelt.

Im folgenden Kapitel soll auf das Privatisierungsverfahren, insbesondere das Transaktionsverfahren, näher eingegangen werden. Das Privatisierungsverfahren unterscheidet sich von einem Holding- oder Fusionsverfahren gleicher Trägerschaften, da ein neuer, privater Käufer den Betrieb des Krankenhauses sowie dessen Vermögensgegenstände und Schulden übernimmt. Dies setzt ein Ausschreibungsverfahren voraus, bei dem sich der beste Anbieter mit seinem Konzept und den akzeptierten Vertragsbedingungen durchsetzen wird.

4 Transaktionsverfahren in der Privatisierungsphase

Wenn eine Sanierung letztlich nicht den Erfolg gebracht hat, Kooperationen mit anderen Klinikträgern nicht möglich sind oder der Klinikträger sich aufgrund der Ausgangslage der Klinik für eine Privatisierung ohne vorgelagerte eigene Sanierung entschieden hat, bedarf es eines methodischen Vorgehens.

Wie oben dargestellt, ist das vorhandene Management in dieser Phase mehr Ausführer von Gremienentscheidungen sowie Vorbereiter für die eingeschalteten Beratungsunternehmen. Das jeweilige Trägergremium ist in dieser Phase unter Hinzuziehung von transaktionsbegleitenden Beratungsgesellschaften gefordert, aber auch die Vertretung der Mitarbeiter, egal ob nach dem Personalvertretungsgesetz, dem Betriebsverfassungsgesetz oder anderweitigen Mitbestimmungsvorschriften.

Das Ausschreibungsverfahren wird nach getroffener Trägerentscheidung zum (Anteils-)Verkauf folgende Phasen haben:

- Ausschreibung eines Beratungsunternehmens, das die Transaktion für das Trägergremium begleitet,
- Ausschreibungsverfahren mit Interessenbekundung, Letter of Intent, Due Diligence-Prüfung,
- Prüfen des Bieters und des Bieterkonzeptes nach dem medizinischen Konzept, nach dem Betriebs- und Personalkonzept, dem Investitionskonzept,
- Führen von Vertragsverhandlungen und Beteiligungsverhältnisse,
- Beweisurkunde und notarielle Beurkundung.

Von der Suche eines Transaktionsberaters bis hin zur Vertragsunterzeichnung, die nicht notwendigerweise dem Übernahmedatum entsprechen muss, können gut ein Jahr bis 1,5 Jahre vergehen. Dies sollte bei den Überlegungen einbezogen werden, zumal wie oben dargestellt, diese Phase besonders durch eine Passivität des Klinikums und seinen Verantwortlichen im Marktgeschehen gekennzeichnet ist. Nach der Übernahme entsteht oftmals ein großer Druck auf die Verantwortlichen und Beschäftigten, da die Zeitspanne von der Privatisierungsentscheidung bis zur Übernahme wieder aufgeholt werden muss.

Größere private Betreiber halten eigene Abteilungen und Mitarbeiter für diesen Prozess vor. Kleinere Betreiber bedienen sich oftmals externen Beratern, die sich mit den rechtlichen und vertraglichen Gegebenheiten auseinandersetzen. Es ist aber wichtig, Fachpersonal aus dem Finanzwesen einzusetzen, die Jahresabschlüsse, wirtschaftliche Statistiken oder Gremienbeschlüsse lesen und interpretieren können. Fachleute für Personalwesen und Einkauf sind auch notwendig, um die Ressourcen zu identifizieren. Schließlich bedarf es auch Mitarbeiter, die sich mit der Krankenhausfinanzierung auskennen. Alle diese Kenntnisse halten aufseiten des Veräußerers oftmals die Berater wie auch Führungskräfte des zu veräußernden Krankenhauses vor.

Der idealtypische Transaktionsprozess soll durch folgende Abbildung verdeutlicht werden:

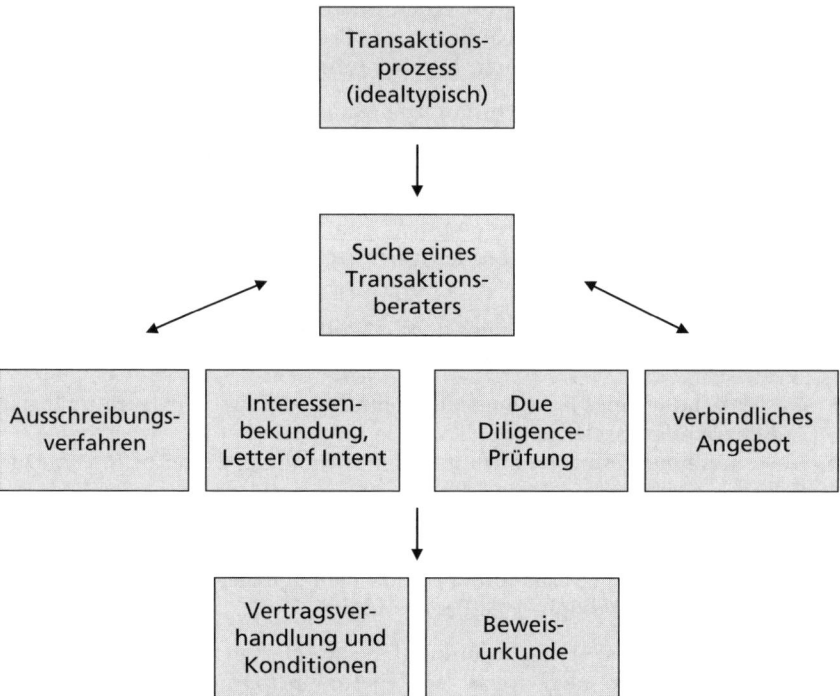

Abb. 20: Idealtypischer Transaktionsprozess

4.1 Ausschreibung eines Transaktionsberaters

Nach der Entscheidung des Gremiums, das Krankenhaus grundsätzlich zu veräußern bzw. sich einen strategischen Partner zu suchen, ist die Auswahl eines Transaktionsberaters von entscheidender Bedeutung. Hier sollten nur kompetente und erfahrene Berater beauftragt werden. Der Beste ist nicht immer der Größte. Auch befinden sich sehr versierte kleinere Berater am Markt, die insbesondere eine größere Unabhängigkeit zu den großen Klinikketten aufweisen. Gerade kleinere Beratungsgesellschaften, die nur wenige Projekte betreuen, können für den Veräußerer sehr erfolgreich und insbesondere unabhängig sein. Größere Beratungsunternehmen haben neben dem Beratungsgeschäft auch eine Wirtschaftsprüfung. Gerade über den letztgenannten Zweig bestehen die vielfältigsten Geschäftsbeziehungen, die auch in das Transaktionsgeschäft M&A im Krankenhaussektor einfließen. Letztlich ist dies eine Frage des Vertrauens. Referenzen aus abgeschlossenen Projekten sollten stets eingeholt werden.

Private Klinikträger, insbesondere wenn es sich um größere und seit Jahrzehnten bestehende Klinikketten handelt, scharen eine Vielzahl von namhaften Beratern um sich. Um hier „auf gleicher Höhe" verhandeln zu können, ist es ratsam, einschlägige und mit der Krankenhauslandschaft vertraute Beratungsunternehmen in die Transaktion einzubeziehen. Dieser Berater sollte von Beginn bis zum Abschluss des Verfahrens die Begleitung und Koordination des Verfahrens übernehmen und dem entscheidenden Trägergremium beratend zur Seite stehen. Aber auch größere Landesbanken, die in der Vergangenheit die Krankenhausdefizite über die Kreditfinanzierung mitfinanziert haben, haben heute ihre eigenen Beratungsgesellschaften, die den Transaktionsprozess begleiten. Letztlich geht es bei den Banken darum, die Darlehen bestmöglich abzulösen und einen neuen Eigentümer hierfür zu finden.

Viele dieser Berater und Beratungsgesellschaften sind auch den privaten Betreibern bekannt. Auch hier gibt es Präferenzen, da man bereits einige Projekte in der Vergangenheit erfolgreich abgeschlossen hat. Der Veräußerer sollte weitreichende Erkundigungen im Rahmen der Ausschreibung für eine Transaktionsberatung einholen, d. h. wie viele und welche Privatisierungen in der Vergangenheit von dem Berater durchgeführt worden sind mit welchen Ergebnissen (z. B. welcher Übernehmer aus welchen Gründen den Zuschlag in vergangenen Projekten erhalten hat). Der Veräußerer kann so erkennen, welche Verteilung vorliegt. Markt- und Branchenkenntnis des Beraters sind somit unumgänglich.

Es empfiehlt sich, neben dem betriebswirtschaftlichen Transaktionsberater auch eine mit Krankenhausprivatisierungen sachkundige Anwaltskanzlei von vornherein hinzuzuziehen und nicht erst in der Vertragsverhandlungsphase. Einige betriebswirtschaftliche Transaktionsberater arbeiten eng mit bestimmten Juristen und Netzwerken zusammen, andere haben nur lose Verbindungen.

4.2 Auswahlprozess und Prüfen des Bieterkonzeptes

Nachdem der Transaktionsberater durch das Gremium beauftragt worden ist, geht es darum, die öffentliche Ausschreibung vorzubereiten. Hier gibt es mehrere (teils parallele) Möglichkeiten. Versierte Transaktionsberater kennen die privaten Klinikketten, deren Vor- und Nachteile sowie die handelnden Verantwortlichen. In der Regel beteiligen sich auch regionale öffentliche oder konfessionelle Kliniken oder Klinikträger an solchen Verfahren. Den richtigen Partner und künftigen Eigentümer zu finden, ist sicherlich keine einfache Aufgabe, aber eine lohnenswerte. Eine falsche Entscheidung oder schlechte Verträge rächen sich später durch viele Probleme in der Praxis.

Auch aufseiten der privaten Klinikketten gibt es durch das Kartellrecht zwischenzeitlich Restriktionen bei den Übernahmen.[87] Ob es letztlich besser ist, einen bereits in der Region tätigen Klinikbetreiber oder einen ganz neu in dieser Region agierenden Betreiber auszuwählen, kann pauschal nicht beantwortet werden. Hier sollte aber Wert auf eine gute medizinische Konzeption gelegt werden. Bereits in einer Region befindliche Anbieter haben darüber hinaus spezifische Kenntnisse. Insofern muss von diesen stets ein besseres medizinisches Konzept erwartet werden dürfen.

Die potenziellen Interessenten werden üblicherweise zur Abgabe einer Interessenbekundung oder eines indikativen, unverbindlichen Angebotes aufgefordert. Dies ist zunächst unverbindlich, wird sich im Zeitablauf aber zu einer verbindlichen Interessenbekundung bzw. einem verbindlichen Angebot entwickeln.[88] Bereits in dieser Phase sollte antizipiert werden, welche potenziellen Anbieter in die engere Auswahl kommen. Bevor jedoch die Anbieter verbindliche Angebote abgeben, erfolgt eine Unternehmensprüfung, eine sogenannte Due Diligence-Prüfung. Größere Klinikkonzerne arbeiten mit eigenen Rastern. Es wird jedoch empfohlen, das Raster veräußerungsseitig vorzugeben. Die Unterlagen werden entweder in Ordnern in einem sogenannten Datenraum[89] oder in einem virtuellen Datenraum, d. h. mit Internetzugriff zur Sichtung und Prüfung eingerichtet.[90] Der virtuelle Datenraum hat darüber hinaus den Vorteil, den Zugriff oder Nichtzugriff auf die Dokumente zu dokumentieren. Dies kann in einem späteren Beweisverfahren durchaus wichtig sein. Da es sich um vertrauliche Unterlagen handelt, die Betriebs- und

---

[87] Siehe z. B. Kartellentscheidungen zur Übernahme des Krankenhauses Eisenhüttenstadt oder des Kreiskrankenhauses in Bad Neustadt.

[88] Einige Transaktionsberater lassen sich vom Bieter einen Letter of Intent (LOI) geben.

[89] Dieser Datenraum ist regelmäßig beim Transaktionsberater, in Ausnahmefällen auch in der Klinik oder Räumlichkeiten des Veräußerers.

[90] Das Kopieren von Unterlagen sollte regelmäßig untersagt oder nur in Ausnahmefällen zugelassen werden.

Geschäftsgeheimnissen unterliegen, sollte der Veräußerer über verbindliche Datenraumregeln sowie eine Vertraulichkeitserklärung sicherstellen, dass keine Unterlagen Fremden zugehen können. Auch können Bieter regionale Mitbewerber sein. Es muss sichergestellt werden, dass – sofern diese nicht den Zuschlag erhalten – keine Daten an Kostenträger oder andere Institute weitergegeben werden. Insofern sollte auch genau überlegt werden, wer an der Due Diligence-Prüfung teilnehmen soll und wer nicht.

4.2.1 Datenraum und Vorbereitung

Folgende Grobstruktur wird oftmals als typisches Gliederungsraster für den Datenraum verwendet. Um spätere Regressansprüche des Übernehmers zu vermeiden, sollten die Daten vollständig sein. Hierzu ist es notwendig, dass klinikintern ein Projektverantwortlicher bestellt wird, der für die Vollständigkeit der Unterlagen Verantwortung trägt.

Die folgenden Hauptrubriken und Unterrubriken sollen nur als Beispiele dienen. Als Hauptrubriken werden differenziert:

- Hauptrubrik 1: Krankenhausplanung, Fördermittel, DRG, Leistungsstatistiken, Bescheide, Kooperationen,
- Hauptrubrik 2: Eigentums- und Beteiligungsverhältnisse,
- Hauptrubrik 3: Vermögensverhältnisse,
- Hauptrubrik 4: Dienst-, Arbeits- und Ausbildungsverhältnisse,
- Hauptrubrik 5: sonstige Rechtsverhältnisse.

Die Hauptrubrik 1 ist sicherlich die entscheidenste Rubrik im Rahmen der Prüfungstätigkeit. Wenn hier keine positive Entwicklungsmöglichkeit vermittelt werden kann, werden sich Bieter aus dem Privatisierungsvorgang zurückziehen. In der Hauptrubrik 1 werden überwiegend krankenhausspezifische Daten und Unterlagen abgelegt, die sich unmittelbar mit dem Krankenhausbetrieb beschäftigen. Gerade im reglementierten Gesundheitswesen sind Fördermittelbescheide und Versorgungsverträge zentrale Unterlagen für den künftigen Krankenhausbetrieb. Die Entgeltvereinbarungen der vergangenen Jahre geben Auskunft über die aktuelle Erlössituation. In diesem Zusammenhang kann die DRG-Simulation weitergehende Informationen für die Entwicklungsmöglichkeit liefern. Aber auch fachabteilungsbezogene Leistungsstatistiken verfeinern das Unternehmensbild. Der Bereich Kooperationen kann ein Indiz für eine gute oder schlechte Vernetzung der Klinik im regionalen Umfeld sein. Gerade das heutige Gesundheitssystem setzt auf eine starke Vernetzung der ambulanten und stationären Gesundheitsanbieter. Diese Auswertung von Einweiserstatistiken kann auch wichtige Informationen liefern. Wenn die Einweiserstatistiken in Zusammenhang mit dem DRG-System gebracht werden, können auch Erkenntnisse über die Einweisersituation gewonnen werden.

Die Hauptrubrik 1 ist nicht nur für die grundsätzliche Bewertung der Geschäftstätigkeit, sondern auch für die Kaufpreisbewertung nicht unerheblich. In dieser Betrachtung liegen die Grundsteine für die Unternehmensentwicklung und die künftigen Erlöse und Einnahmen (Marktblick). Die untere Abbildung soll einen Überblick über einzelne Positionen (Beispiele) der Hauptrubrik 1 geben.

Hauptrubrik 1: Krankenhausplanung, Fördermittel, DRG, Leistungsstatistiken, Bescheide, Kooperationen (Beispiele)			
Krankenhaus-plan	aufgestellte Betten je Fachabteilung	Stationsplan	Feststellungs-bescheide
Fördermittel-bescheide (Einzelförderung)	Fördermittel-bescheide (Pauschalmittel)	Entgelt-vereinbarung DRG-Simulation	KHG, Landes-KHG (Schriftverkehr)
Rettungsdienst (Verträge, Bescheide)	Einweiser-verhalten	Belegarzt-verträge	Forschungs-/ Entwicklungs-verträge
Akad. Lehr-krankenhaus	Rettungsdienst (Verträge, Bescheide)	Leistungs-statistiken	Kooperations-verträge KH, Ärzte

Abb. 21: Datenraum Hauptrubrik 1

Die Hauptrubrik 2 enthält insbesondere Informationen, die sich weniger mit dem Markt der Klinik, sondern vielmehr mit der Gesellschaft selbst beschäftigen. Der potenzielle Übernehmer wird sich in der Hauptrubrik 2 davon überzeugen können, dass die gesellschaftsrechtlichen Vorgänge ordnungsgemäß sind und sämtliche Gesellschaftsunterlagen vorliegen. Aber auch interne Geschäftsordnungen wie auch Protokolle der Gesellschafterversammlungen oder Aufsichtsratssitzungen, sofern sich die Klinik in der Rechtsform der GmbH befindet, können Aufschlüsse über das bisherige Geschäftsgebaren geben.

Die Hauptrubrik 1 gibt wesentliche Aussagen über das Geschäftsfeld und die Hauptrubrik 2 über die rechtliche Situation der Klinik. Hauptrubrik 3 beschäftigt sich mit den Vermögensverhältnissen und damit mit dem operativen Geschäft der Vergangenheit. Wichtige Erkenntnisse können aus den Jahresabschlüssen gewonnen werden, die möglicherweise zum Privatisierungsver-

Hauptrubrik 2: Eigen- und Beteiligungsverhältnisse (Beispiele)

Handelsregister-auszug	Urkunden der Gesellschaft	Beteiligungs-verhältnisse	Geschäfts-ordnung
Organigramme	Garantien, Erklärungen, Bürgschaften	Beteiligungen an Gesellschaften	Protokolle Gesellschafter-versammlungen

Abb. 22: Datenraum Hauptrubrik 2

fahren geführt haben. Aber auch die Finanzierungssituation der Klinik durch Darlehensverträge und Verbindlichkeiten wird deutlich. Eigentumsvorbehalte oder auch Miet-, Leasing- und Pachtverträge sind Verschuldungspositionen, die indirekt auch einen Kredit von Lieferanten darstellen. Aus den Versicherungsverhältnissen können Rückschlüsse auf Haftungsrisiken der Vergangenheit gezogen werden. Nicht jede Klinik ist im kommunalen Schadensausgleich, so dass Haftungen der Versicherungen, z. B. bei Fehlbehandlungen in der Vergangenheit, der Höhe nach eingeschränkt sind. Entsprechend bekannte Risiken mit Überschreitung der Versicherungsdeckungssumme müssten sich in der Bilanz als Rückstellung grundsätzlich wiederfinden.

Die offenen Posten zeigen auf, wie in der Vergangenheit mit Forderungen umgegangen worden ist. Aber auch die Kreditoren, d. h. offene Verbindlichkeiten gegenüber Dritten, geben Erkenntnisse über die Verschuldungssituation der Klinik, die künftig durch den Übernehmer abzutragen sind.

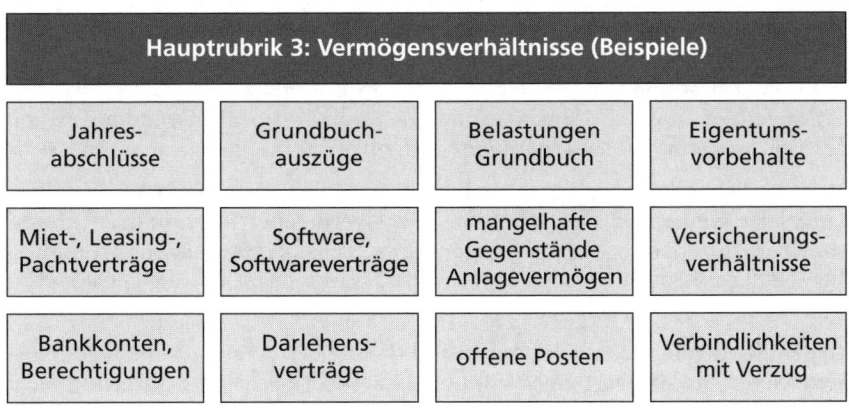

Hauptrubrik 3: Vermögensverhältnisse (Beispiele)

Jahres-abschlüsse	Grundbuch-auszüge	Belastungen Grundbuch	Eigentums-vorbehalte
Miet-, Leasing-, Pachtverträge	Software, Softwareverträge	mangelhafte Gegenstände Anlagevermögen	Versicherungs-verhältnisse
Bankkonten, Berechtigungen	Darlehens-verträge	offene Posten	Verbindlichkeiten mit Verzug

Abb. 23: Datenraum Hauptrubrik 3

Die Rubrik 4 gibt den potenziellen Übernehmern Einblick in die Personalwirtschaft des Krankenhauses. Bisherige Stellenpläne und Ist-Besetzungen der Klinik werden mit Soll- und Benchmark-Zahlen des potenziellen Übernehmers verglichen. In den Hauptrubriken 1 und 2 werden grundsätzlich gute Ergebnisse in der Unternehmensbetrachtung erwartet. In den Hauptrubriken 3 und 4 werden gerade schlechte Ergebnisse erwartet, die durch den künftigen Übernehmer in bessere Verhältnisse und Rationalisierungen überführt werden können.

Um auf neue personalwirtschaftliche Konzepte umstellen zu können, müssen bestimmte rechtliche Voraussetzungen gegeben sein. Zielsetzung von privaten Klinikträgern ist es oftmals, einen eigenen Haustarifvertrag zu verhandeln und den bisherigen (Flächen-)Tarifvertrag rechtssicher abzulösen. Gerade bei der Überführung von ehemals in Regie betriebenen Kliniken in GmbHs werden sogenannte Personalüberleitungsverträge (PÜV) abgeschlossen, die dies unter Umständen verhindern können. So wurde den Beschäftigten eine dynamische Anwendung des Tarifvertrages (z. B. BAT) oder eines tariflichen Nachfolgers (z. B. TVöD) zugesichert, was häufig mit einer Verpflichtung der Klinik im kommunalen Arbeitgeberverband gepaart ist. Mitarbeiter, die zum Zeitpunkt der GmbH-Gründung in der Klinik beschäftigt waren, genießen diesen Tarifschutz. Aber auch der Bereich Arbeitsverträge ist nicht unwichtig, da einzelvertragliche Anwendungen mit Mitarbeitern nach GmbH-Gründung vereinbart worden sein können, die grundsätzlich eine Tarifablösung unmöglich machen.

Neben dem rechtlichen Bereich der Personalwirtschaft werden im betriebswirtschaftlichen Teil Überstundenlisten, Arbeitszeitmodelle oder Fluktuationsstatistiken angeschaut. In öffentlichen Kliniken betragen die Personalkosten oftmals mehr als 70 %, in privaten Klinikketten hingegen durchschnittlich 60 %. Der potenzielle Übernehmer wird die personalwirtschaftliche Situation mit seinen Konzeptionen in Einklang bringen und Optimierungen vornehmen wollen. Arbeitszeitmodelle und Personalbesetzungen können ineffizient und teuer gestaltet worden sein. Der Klinikübernehmer wird in der Regel andere Organisationskonzepte einbringen, um kostengünstiger die Leistungen erbringen zu können. Outsourcingmaßnahmen oder die Gründungen von Servicegesellschaften sind hier keine Seltenheit.

In öffentlichen Kliniken ist es auch nicht unüblich, dass Beamte in Kliniken eingesetzt werden. Hierzu ist es für den Übernehmer insbesondere interessant, wie die spätere Altersversorgung bzw. Pension geregelt ist. Grundsätzlich ist der potenzielle Übernehmer nicht daran interessiert, die Pensionsverpflichtungen zu übernehmen.

In der Hauptrubrik 5 werden neben rechtlichen Betrachtungen auch betriebswirtschaftliche Auswertungen vom potenziellen Übernehmer vorgenommen. Gerade Listen über Materialwirtschaftseinsätze und Lieferantenbeziehungen stehen sehr stark im Fokus. In der Regel haben private Klinikketten sowohl

Hauptrubrik 4: Dienst-, Arbeits- und Ausbildungsverhältnisse (Beispiele)			
Personalstatistik	Mitarbeiterlisten	Mitarbeiter mit Kündigungs-schutz	angewendete Tarifverträge
AT-Verträge	Muster-Arbeitsverträge (Nebenabreden)	mangelhafte Gegenstände Anlagevermögen	Betriebs-vereinbarun-gen[1]
Mitgliedschaft im KAV (Satzung)	Darlehens-verträge	Zusatz-versorgung	Liste der beschäftigten Beamten
Abfindungs-ansprüche	anhängige Arbeitsprozesse	Personalüber-leitungsverträge	Arbeitnehmer-darlehen
Bescheide Zivildienst	befristete Arbeits-verhältnisse	Soll-Stellenplan	Überstunden
Dienstzeiten der Abteilungen (AZV)	Bereitschafts-dienste	Fehlzeitenquote	Gestellungs-verträge

[1] Inklusive betriebliche Übungen

Abb. 24: Datenraum Hauptrubrik 4

bei den Verbrauchsmaterialien als auch bei der Anschaffung von Investitionsgütern andere Einkaufskonditionen.

Aber auch im Bereich von Wartungsverträgen werden häufig andere Konzepte geplant. Vollwartungsverträge werden in Teilwartungsverträge umgewandelt, aber auch Dienstleistungsverträge werden sehr kritisch hinterfragt. Das private Kliniksystem hat hierfür oftmals eigene Trägerabteilungen oder Gesellschaften. Größere Klinikbetreiber verwenden standardisierte Software oder beziehen EDV-Leistungen von Kooperationspartnern.

Nachdem für den potenziellen Übernehmer aus der Due Diligence-Prüfung feststeht,

- welche Position die Klinik am Markt hat und wie gut ihre Ertrags- und Cashflow-Möglichkeiten sind,
- welche Personalkosten- und Materialwirtschaftseinsparungen erzielbar sind,
- oder ob alle gesellschaftlichen und rechtlichen Vorgänge ordnungsgemäß sind,

91

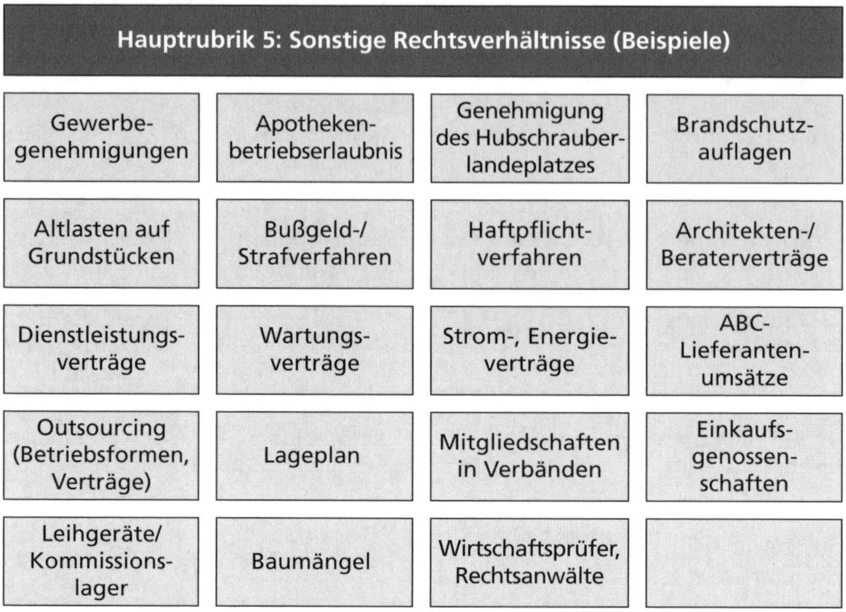

Hauptrubrik 5: Sonstige Rechtsverhältnisse (Beispiele)			
Gewerbe-genehmigungen	Apotheken-betriebserlaubnis	Genehmigung des Hubschrauber-landeplatzes	Brandschutz-auflagen
Altlasten auf Grundstücken	Bußgeld-/ Strafverfahren	Haftpflicht-verfahren	Architekten-/ Beraterverträge
Dienstleistungs-verträge	Wartungs-verträge	Strom-, Energie-verträge	ABC-Lieferanten-umsätze
Outsourcing (Betriebsformen, Verträge)	Lageplan	Mitgliedschaften in Verbänden	Einkaufs-genossen-schaften
Leihgeräte/ Kommissions-lager	Baumängel	Wirtschaftsprüfer, Rechtsanwälte	

Abb. 25: Datenraum Hauptrubrik 5

wird der potenzielle Bieter seine Einschätzung abgeben und sich bei guten Ergebnissen für eine prinzipielle Übernahme der Klinik entscheiden. Dies geschieht in der Praxis häufig durch ein verbindliches Angebot, das das bisherige unverbindliche Angebot verfeinert. Auch hat der potenzielle Übernehmer Einblick in die strategische, rechtliche und betriebswirtschaftliche Situation der Klinik erhalten, die ihm verfeinerte Konzeptionen und die Abgabe eines verbindlichen Angebotes für die Klinikübernahme erlauben. Dieses Angebot sollte sehr genau analysiert und hinterfragt werden.

4.2.2 Bieterkonzept und verbindliches Angebot

Beim Bieterkonzept sollte sehr viel Augenmerk auf das medizinische Konzept, das Betriebs- und Personalkonzept sowie das Investitionskonzept gelegt werden. Anbieter mit guten Konzepten, die letztlich eine qualitative und wirtschaftliche Gesundheitsversorgung in der Region sicherstellen, sollte der Vorzug vor Anbietern gegeben werden, die einen hohen Kaufpreis zahlen. Letztlich darf auch nicht verkannt werden, dass der Kaufpreis immer von der

Klinik zu erwirtschaften ist, egal ob er später beim Übernehmer in der Bilanz aktiviert und abgeschrieben oder ob er aus Fremd- oder aus Eigenmitteln des Übernehmers finanziert wird.

Auch im Rahmen des Investitionskonzeptes sollte stets geprüft werden, ob die Investitionen durch den Übernehmer finanziert werden oder ob die Klinik diese oder einen Anteil davon erwirtschaften muss. Der Unterschied liegt darin, dass eigenmittelfinanzierte Investitionen des Trägers eventuell mit anteiligen Fördermitteln des Landes die spätere Wirtschaftlichkeit nicht tangieren. Vordergründig könnte dies zunächst nicht von Bedeutung sein, da die Klinik in den Gesamtbereich des neuen Betreibers übergeht. Wenn die Klinik dies erwirtschaften muss, ist der Druck bei den Organisationsveränderungen und den künftigen Personalbesetzungen wesentlich höher. Dies hat unmittelbare Auswirkungen auf die Arbeitsplätze und die Qualität der Patientenversorgung. Auch bei Anbietern, die die Klinik aus Fremdmitteln finanzieren möchten oder müssen, ist eine genaue Prüfung angezeigt, da die Zins- und Tilgungsbelastung neben der Renditeerwartung und Kostendeckung auch von der Klinik erwirtschaftet werden muss.

Wichtig ist aber das medizinische Konzept, da dies unmittelbar die künftige Leistungsfähigkeit des Krankenhauses betrifft. Hier wird auch deutlich, inwieweit sich die potenziellen Übernehmer mit dem Krankenhaus und deren Bedingungen auseinandergesetzt haben. Anbietern, die bereits in der Region präsent sind, fällt dies sicherlich einfacher. Aber auch große private Klinikketten sind heute in vielen Regionen bereits ansässig, so dass hier ein detailliertes und überzeugendes Konzept erwartet werden kann. Dem Grunde nach müssen hier die gleichen Überlegungen angestellt werden, wie dies im Rahmen der Sanierung erfolgt.[91] Anbieter, die hier kein nachvollziehbares Konzept vorweisen können, sollten nicht in die engere Auswahl kommen.

Aber auch das Investitionskonzept ist nicht unbedeutsam. Anbietern, die viel investieren wollen, kann ein berechtigtes Interesse an der Klinik und an einer langfristigen Zusammenarbeit unterstellt werden. Auch können hieraus, insbesondere wenn die Investitionen aus den Mitteln des Übernehmers gestellt werden, Rückschlüsse auf die finanzielle Potenz gezogen werden. Letztlich muss das Investitionskonzept nicht nur Inhalte und Bauplanungen ausweisen. Es müssen auch Investitionsverpflichtungen mit konkreten Investitionssummen und -zeitpunkten und deren Finanzierung durch den Übernehmer aufgezeigt werden, seien es Eigenmittel, Fördermittel, Fremdfinanzierungen und spätere Finanzierungsbeiträge des Krankenhauses aus dem laufenden Betrieb. Möglicherweise hat die fehlende Investitionsfähigkeit zum Privatisierungsverfahren geführt, so dass hier sehr viel Augenmerk auf das Konzept des Bieters gelegt werden sollte.

Aber auch eine ausführliche Beschäftigung mit den Bietern wird als wichtig erachtet. Gerade über die namhaften Klinikketten sind umfassende Informa-

---

[91] Siehe 3.1 dieser Abhandlung.

tionen über das Internet oder die Gewerkschaften verfügbar.[92] Eine Klinik, die bisher in öffentlicher Trägerschaft war und sich auf eine renditeorientierte Klinikkette konzentriert, sollte die künftigen Renditeerwartungen und Renditeergebnisse der vergangenen Jahre kennen, da diese für das spätere Klinikdasein in der Region wichtig ist. Jede Klinik, die übernommen wird, wird künftig eine Rendite für den Eigentümer und damit auch für seine Refinanzierung erwirtschaften müssen. Je größer die Renditeerwartung ist, desto höher wird der künftige Druck in der Klinik sein. Oftmals werden Personalkosten in Gewinnmargen transferiert, was dem Veräußerer bewusst sein sollte.

Folgende Tabelle soll die Entwicklung einiger privatwirtschaftlich geführten Klinikketten von 2005 bis 2007 verdeutlichen:[93]

Tabelle 5: EBIT-Margen ausgewählter Klinikkonzerne

EBIT-Marge[1]	Geschäftsjahr		
	2005	2006	2007
Rhön-Klinikum AG	9,9 %	7,6 %	7,8 %
Helios Kliniken GmbH	8,9 %	7,8 %	8,8 %
Sana Kliniken GmbH & Co. KG	6,5 %	6,8 %	k. A.
SRH Kliniken GmbH	4,3 %	5,1 %	k. A.
Mediclin AG	4,3 %	4,4 %	4,8 %
Marseille-Kliniken AG	12,0 %	9,2 %	9,4 %

[1] EBIT steht für den Gewinn vor Fremdkapitalkosten (Zinsen) und Steuern. Die EBIT-Marge ergibt sich wie folgt: EBIT dividiert durch den Umsatz.

Bei der oberen Entwicklung der EBIT-Margen sei explizit darauf hingewiesen, dass diese u. a. durch Übernahmen von Kliniken in freigemeinnütziger oder öffentlicher Trägerschaft mit negativen Betriebsergebnissen im Zeitablauf beeinflusst sind. Sofern Kliniken in den Bilanzkreislauf des jeweiligen Klinikträgers aufgenommen werden, und diese kein positives EBIT haben, sinkt aufgrund des höheren Umsatzes und des niedrigeren EBIT die EBIT-Marge. Dies sind Effekte, die sich im Zeitablauf wieder ausgleichen.

Auf eine Beurteilung der einzelnen privaten Klinikketten soll hier verzichtet werden. Allerdings lohnt es sich, Erkundigungen einzuholen und die Vor- und

---

[92] Siehe z. B. www.kliniksterben.de.

[93] Die Reihenfolge ist wahllos und es besteht auch kein Anspruch auf Vollständigkeit. Die Angaben entsprechen weitestgehend den Angaben der Geschäftsberichte und Pressemeldungen mit Stand 04.2008.

Nachteile der Unternehmen einzuschätzen. Dies sollte von einem versierten Transaktionsberater geleistet werden. Allen Klinikketten ist es gemeinsam, dass sie das erwerbswirtschaftliche Prinzip verfolgen, was dem veräußernden Klinikträger z. B. in einer öffentlichen Trägerschaft bisher fremd war.

4.3 Vertragsverhandlungen und Kaufpreisfindung

Nachdem die engere Auswahl der übernahmewilligen und finanziell potentesten Bieter mit überzeugendem Gesamtkonzept vorgenommen worden ist, beginnt die Phase der Vertragsverhandlungen auf der Grundlage eines verbindlichen Angebotes. In dieser Phase sind insbesondere die juristischen Berater gefragt. Die vorgelegten Konzepte sollen Vertragsbestandteil werden.[94]

An dieser Stelle gilt es, nicht nur einen guten Kaufpreis zu erzielen, sondern auch die angebotenen Investitionssummen in die Vertragsverhandlungen einzubringen. Die Investitionssummen ergeben sich zwangsläufig durch die Planungen. Es sollten aber auch Termine und eventuell auch Prämien vereinbart werden, wenn diese Investitionszeitpunkte nicht eingehalten werden können. Die Kaufpreisfindung ist hier schon ein schwierigeres Unterfangen. Einerseits ergeben sich dieser aus den unverbindlichen Angeboten. Die Übernehmer wenden unterschiedliche Bewertungsverfahren an auf Basis von einfachen Ertragswertverfahren bis hin zu aufwendigen Cashflow-Bewertungen. Bieter, die aus unterschiedlichen Motiven ein starkes Interesse an der Übernahme des Krankenhauses haben, sind sicherlich bereit, Kaufpreise, die über den ermittelten Werten liegen, zu zahlen.

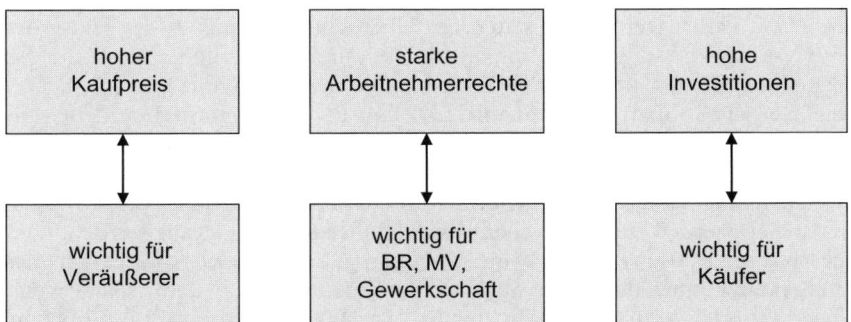

Abb. 26: Unterschiedliche Zielsetzung bei der Vertragsverhandlung

---

[94] Ob die verbindlichen Angebote, die aus den unverbindlichen Angeboten entstanden sind und diese wiederum aus den Interessenbekundungen, notariell beglaubigt werden sollen oder nicht, soll in dieser Abhandlung nicht weiter diskutiert werden.

Die Abbildung soll verdeutlichen, dass es verschiedene Interessenlagen während der Vertragsverhandlung gibt. Der Veräußerer ist grundsätzlich an einem hohen Kaufpreis interessiert, der in seinem Haushalt als Tranche vereinnahmt wird. In der Regel ist der potentielle Käufer auch an Maßnahmen zur Senkung von Personalkosten interessiert. Hier wird manchmal ein Fonds angeboten, der einen Personalabbau (z. B. Abfindungen) oder tarifliche Einschränkungen (z. B. Gehaltsabsenkungen) temporär abmildern soll.

Betriebsräte, Mitarbeitervertretungen und Gewerkschaften sind an weitreichenden Rechten für die Mitarbeiter interessiert. Hierbei stellt der Ausschluss von betriebsbedingten Kündigungen die weitreichendste Forderung zum Arbeitnehmerschutz dar. Einige Bieter haben hier klare Ausschlussprinzipien, andere sind hier großzügiger, indem sie auf freiwillige Maßnahmen setzen.

Die Gesellschaft selbst ist an einer hohen Investitionssumme interessiert, da diese letztlich für die Refinanzierung des neuen Übernehmers als Gegenwert relevant sein kann. Außerdem können mit hohen Investitionen Teilersatzneubauten oder Neubauten möglich gemacht werden. Diese dienen nicht nur der Marktverbesserung für die Patienten, sondern auch Verbesserungen in den Betriebs- und Personalstrukturen. Der potenzielle Käufer selbst ist an einer bestimmten Zahlung für das Privatisierungsverfahren insgesamt interessiert.

Letztlich müssen in dieser Phase alle Interessen „unter einen Hut gebracht werden". Im Rahmen der Vertragsverhandlungen muss der bisherige Träger sich auch die Frage stellen, ob er künftig an einer bereits bestehenden GmbH[95] oder einer neu zu gründenden Gesellschaft[96] noch Geschäftsanteile halten möchte, d. h. beteiligt ist oder bleibt. Hierzu kann letztlich keine abschließende Empfehlung ausgesprochen werden. Der potenzielle Käufer wird regelmäßig an einem 100 %-Auftrag interessiert sein und dies so anbieten. Darüber hinaus ist es nicht unüblich, dass dem Veräußerer eine Mitarbeit in einem Beitrag angeboten wird.

In vielen Fällen werden vonseiten der Übernehmer bereits in der Phase der Interessenbekundung unterschiedliche Varianten angeboten. Aus Sicht des bisherigen Trägers können sich Vorteile aus einer Beteiligung von 5,1 % und mehr ergeben (Sperrminorität mit 25,1 %). Es besteht formal ein Mitspracherecht, was faktisch aber kaum vor dem Hintergrund der Geschäftsanteile zum Tragen kommt. Allerdings können regelmäßige Gesellschafter- und/oder Aufsichtsratsitzungen auch genutzt werden, Problembereiche, die sicherlich entstehen werden, zu besprechen. Es darf aber nicht verkannt werden, dass der bisherige Träger durch seine Beteiligung, sei sie noch so klein, in der Außendarstellung für Dritte auch in der Verantwortung steht, selbst wenn dies faktisch und formal nicht der Fall ist. Wenn beispielsweise durch die Privatisierung ein größerer Personalabbau entsteht, muss dies nicht nur den

---

[95] Bei dem Verkauf von Anteilen spricht man von einem share deal. Bei der Einbringung des Vermögens in eine neu zu gründende GmbH spricht man von einem asset deal.

[96] Größere Klinikketten haben bereits sogenannte Vorratsgesellschaften gegründet.

Mitarbeitern, sondern unter Umständen auch der Bevölkerung und der Presse erklärt werden. Als Unbeteiligter ist dies sicherlich einfacher, als wenn man Anteilseigner ist und – formal gesehen – keine Entscheidungen des Übernehmers beeinflussen kann. Ob sich der Übernehmer angesichts seiner eigenen Refinanzierung und Zielsetzung Kompromisse erlauben kann, ist weniger zu erwarten.

Im Rahmen der Verhandlung sollte sicherlich auch eine Rückfallklausel vereinbart werden. So kann ein eventueller Weiterverkauf der Klinik verhindert werden, wenn der Übernehmer mit dem Projekt scheitern sollte. Es ist heute nicht sichergestellt, dass die Privatisierung in jedem Falle zum Erfolg führt. Auch ist davon auszugehen, dass der eine oder andere Übernehmer die spätere Weiterveräußerung in das Kalkül einbezogen hat (z. B. Hedge-Fonds). Ohne entsprechende Regelung wäre der Veräußerer, z. B. eine Kommune, diese Entwicklung schutzlos und ohne Mitspracherechte ausgeliefert.

4.4 Beweisurkunde und notarieller Kaufvertrag

Nachdem die Entscheidung für einen Bieter getroffen worden ist, sind die bieterseitig geprüften und vom Veräußerer zur Verfügung gestellten Unterlagen im Rahmen der Due Diligence-Prüfung[97] festzuhalten und als Vertragsanlage aufzunehmen. Dies ist insofern wichtig, um bei späteren Streitigkeiten festzustellen, ob der Bieter über wichtige Sachverhalte vor dem Kaufvertrag informiert war. Insofern ist hier auf eine sorgfältige Zusammenstellung zu achten. Auch sollten die vom Bieter vorgelegten Konzepte Bestandteil der Vertragsurkunde werden.

Die Verträge unterscheiden sich auch danach, ob die einzelnen Vermögensgegenstände gekauft werden (asset deal) oder ob eine Übernahme der Geschäftsanteile einer bereits bestehenden Klinik-GmbH erfolgt (share deal). Regelungstatbestände in den Kauf- und Konsortialverträgen sind u. a. (hier nur Beispiele):

- Vertragsgegenstand,
- Stichtag der Übernahme und sonstige Fristen und Termine,
- Garantien des Übernehmers und Mängelhaftung des Veräußerers,
- Kaufpreis, Tranchen und Fälligkeiten,

---

[97] Im Rahmen der Due Diligence-Prüfung prüft der potenzielle Bieter eine Vielzahl von Unterlagen wie Versorgungsverträge, Grundbuchauszüge, Leistungs- und Erlösprofile, Stellenpläne und weitere wichtige Unterlagen. Dies geschieht regelmäßig entweder in einem Datenraum beim Berater oder durch elektronischen Internetzugang. Auf Vor- und Nachteile der unterschiedlichen Verfahren soll in dieser Abhandlung nicht weiter eingegangen werden.

- künftige Mitspracherechte oder Anteilsbeteiligung,
- Kostentragung des Transaktionsverfahrens,
- Vertragsanlagen wie medizinisches Konzept, Betriebs- und Personalkonzept, Investitionskonzept,
- sonstige Verpflichtungen des Übernehmers,
- Abgabe von Erklärungen gegenüber Dritten und der Öffentlichkeit.

Grundsätzlich ist der Kaufvertrag nicht notariell zu beurkunden. Da in der Regel aber auch bebaute und unbebaute Grundstücksflächen mit verkauft werden, ist der Kauf- oder Konsortialvertrag notariell zu beglaubigen. Auf den Kaufvertrag kann später Bezug genommen werden. Aus Sicht des veräußerungswilligen Trägers wie aus Sicht des Übernehmers wird empfohlen, den Kaufvertrag möglichst genau mit weitreichenden Regelungen zu formulieren. Hierdurch können später unterschiedliche Auslegungen oder Streitigkeiten vermieden werden. Es ist auch nicht unüblich, dass von der einen oder anderen Seite vertragliche Änderungen gewünscht werden. In den meisten Fällen kommen vertragliche Änderungswünsche vonseiten des Übernehmers, wenn sich dessen Planung im Zeitablauf geändert oder verfeinert hat. So kann beispielsweise zunächst von einem Teilersatzneubau ausgegangen worden sein, was vertraglich geregelt worden ist. Zwischenzeitlich hat sich aber herausgestellt, dass ein vollständiger Neubau „auf der grünen Wiese" der effiziente Weg ist. Hierauf sollte sich der veräußernde Klinikträger einstellen. Für den Veräußerer kann dies unter Umständen schwierig werden, wenn sich die politischen Gegebenheiten oder handelnde Personen inzwischen geändert haben. Deshalb sollte von vornherein ein tragfähiges und zukunftsweisendes Investitionskonzept vorliegen.

5   Schlussbemerkungen

Diese Abhandlung zum Thema Sanierung und Privatisierung hat keinen Anspruch auf Vollständigkeit und soll die Beratung nicht ersetzen, sondern diese ergänzen. Zielsetzung der Abhandlung war es, eine erste Orientierungsgrundlage für Entscheidungsprozesse im Zusammenhang mit Krankenhaussanierungen und -privatisierungen zu geben. Auch kann diese Abhandlung die ausführliche und notwendige Beschäftigung des Funktionsträgers mit Detailthemen, die hier nur angerissen worden sind, nicht ersetzen. Es sollte auch deutlich werden, dass im Rahmen der Sanierung dem Management und im Rahmen der Privatisierung dem Trägergremium die Entscheidungskompetenz zugedacht werden sollte.

Sowohl das Trägergremium, das Management als auch die Mitarbeitervertretung müssen bei einer Krankenhaussanierung den Schulterschluss mit dem Management trotz eventueller negativer Öffentlichkeit wagen. Die Privatisierung darf nicht die erste, sondern muss stets die letzte Entscheidung eines Trägergremiums sein, d. h. bevor eine Klinik gänzlich vom Gesundheitsmarkt verschwinden würde. Die erfolgreiche Sanierung ist das beste Instrument gegen eine Privatisierung. Dies gilt auch dann, wenn unpopuläre Entscheidungen getroffen werden müssen. Ein privates Management würde diese Entscheidungen nach der Übernahme auch treffen, um unter der privaten Trägerschaft die Sanierung und damit den Renditebeitrag erfolgreich umzusetzen. Das privat investierte Kapital muss sich letztlich wieder rentieren. Für ein Krankenhaus in öffentlicher oder konfessioneller Trägerschaft geht es vielmehr um die Sicherstellung der wohnortnahen Versorgung und um den Erhalt der Arbeitsplätze.

Es gibt aber auch Krankenhäuser mit extrem schlechten Ausgangsbedingungen, bei denen ein erfolgreiches Privatisierungsverfahren die einzige Möglichkeit zur Sicherstellung einer wohnortnahen Gesundheitsversorgung in einer Region darstellt. Namhafte Klinikketten führen ein Selektionsverfahren durch und übernehmen nicht mehr jede zum Verkauf anstehende Klinik. Zwischenzeitlich spielt auch das Kartellamt eine wichtige Rolle. Die Entscheidung für eine Privatisierung sollte durch das Trägergremium und dessen Berater genauestens analysiert werden. Eine diesbezügliche Transaktionsentscheidung ist im Normalfall nicht mehr rückgängig zu machen, es sei denn, das Krankenhaus fällt im Rahmen einer Rückfallklausel an den bisherigen Träger zurück. Dies würde aber das Scheitern der Privatisierung durch den privaten Klinikträger bedeuten, wovon in den wenigsten Fällen auszugehen ist. Ein privater Krankenhausträger kann sich unabhängig von den wirtschaftlichen Auswirkungen keine Reputationsverluste erlauben. Daher sind die gesamte

Strategie und die Maßnahmen des privaten Klinikträgers auf unbedingten Erfolg ausgerichtet. Das bisherige Trägergremium sollte deshalb der Auswahl, den Bieterkonzepten sowie dem Vertragswerk im Privatisierungsverfahren höchste Aufmerksamkeit schenken.

Den Gremien und Funktionsträgern muss bewusst sein, dass sowohl ein Sanierungsprozess als auch ein Privatisierungsverfahren viel persönliche Zeit und zusätzliche Mittel für gute Entscheidungen erfordert. Im Falle der Sanierung bedarf es einer guten Geschäftsführung, eventuell einzubeziehenden Beratern sowie neuer Führungskräfte. Im Rahmen der Privatisierungen sind Berater, Anwälte und Notare notwendig.

Abschließend sei zusammengefasst, dass der Sanierung stets Vorrang vor der Privatisierung zu geben ist. Ein Übernehmer zahlt einen Kaufpreis und wird nach dem Übernahmestichtag nichts anderes machen, als das übernommene Krankenhaus mit seinen Konzepten medizinisch, organisatorisch und wirtschaftlich zu sanieren. Für eine erfolgreiche Sanierung bedarf es eines guten Sanierungsmanagements sowie eines Veränderungswillens, der absoluten Veränderungsbereitschaft für neue Wege, Strukturen und Prozesse sowie der Unterstützung durch die Krankenhausträgergremien. Wenn ausreichend Zeit für den Sanierungsprozess gegeben wird, die Mitarbeitervertretung auch unangenehme Entscheidungen (wie z. B. einen Personalabbau oder die Verhandlung eines Haustarifvertrages) mitträgt und die sonstigen Hausaufgaben gemacht werden, kann die Sanierung genauso gut sein wie die Privatisierung. Ein detaillierter Masterplan gibt die Ziele und den Weg vor. Wenn über die Ziele und/oder den Weg innerbetrieblich gestritten wird, ist die Privatisierung wahrscheinlich.

Seit den letzten Jahren schreiben auch immer mehr Kliniken einen positiven bzw. ausgeglichenen Überschuss. Hier tragen erfolgreiche Konzepte ihre Früchte.[98]

Tabelle 6: Wirtschaftliche Entwicklung der Krankenhäuser 2003 bis 2006

	Überschuss %	(+/-) %	Fehlbetrag %
2003	39,5 %	14,6 %	44,0 %
2004	51,1 %	11,3 %	34,5 %
2005	46,7 %	16,8 %	32,8 %
2006	55,3 %	14,9 %	28,0 %

Der obigen Tabelle kann entnommen werden, dass der Anteil der Kliniken mit einem negativen Ergebnis in 2003 von 44 % auf 28 % in 2006 zurück-

---

[98] Siehe DKI-Krankenhausbarometer.

gegangen ist. Es darf allerdings auch nicht übersehen werden, dass zwischen 2003 und 2006 4,2 % der Krankenhäuser sich als Leistungsanbieter verabschiedet haben. Die Statistik hat sich sicherlich auch zu Gunsten ausgeglichener Überschüsse durch den Umstand verschoben, da zwischenzeitlich erfolgreiche Krankenhaussanierungen vorliegen. Statistisch haben sich auch durch Privatisierungen Verbesserungen ergeben.

Aufgrund der Deckelung des Krankenhausbudgets, zunehmend reduzierten Möglichkeiten für Leistungssteigerungen im stationären Bereich (was die Kostenträger vehement verhindern wollen), einer hohen Investitionsnotwendigkeit sowie einer angestiegenen Inflation muss aber offen bleiben, wie sich die Überschüsse der Kliniken in den kommenden Geschäftsjahren weiter entwickeln werden. Auch kann der heutige Konvergenzgewinner am Ende der Konvergenzphase 2009 noch zu einem Budgetverlierer werden. Die von den Kostenträgern geforderten Einzelverträge und der Preiswettbewerb müssen aus Sicht der Krankenhäuser abgelehnt werden. Dies führt zu einem Unterlaufen der staatlichen Planung, verringert perspektivisch die Qualität durch das Preisdumping, wird die Aus- und Weiterbildung verschlechtern und die Marktmacht der Kostenträger mit primärem Preisbezug fördern. Es bestehen hier erhebliche Interessenunterschiede zwischen Bund und Ländern auf der einen Seite und den Kostenträgern und Krankenhäusern auf der anderen Seite.

Die Gesundheitsbranche ist vor dem Hintergrund der demografischen Entwicklung eine Wachstumsbranche und Wachstumsmotor mit Zukunft. Auch die Politik sollte dies nachvollziehen und die Krankenhausfinanzierung und ihre Auswirkungen beim Patienten im Fokus behalten. Die gesetzliche Krankenversorgung besteht nunmehr seit 125 Jahren. Die ersten Anfänge gehen auf den Reichskanzler Otto von Bismarck zurück. Die Existenzsicherung und notwendige Versorgung auch im Krankheitsfall sollte nicht durch eine staatliche Fürsorgeleistung, sondern durch die Sozialversicherung und ihre Selbstverwaltung erfolgen.[99] Seit Bismarck sind Lohnersatzleistungen und Leistungen im Krankheitsfall keine staatlichen Almosen mehr, sondern wurden von Arbeitgebern und Arbeitnehmern paritätisch finanziert. Die 50 %ige Beteiligung der Arbeitgeber wird aufgegeben, wenn eine rein versicherten orientierte Prämie eingeführt wird. Aber auch die Selbstverwaltung wird durch den Gesundheitsfonds nachhaltig eingeschränkt.[100] Hiermit werden ab 2009 zwei Prinzipien aus der gesetzlichen Krankenversicherung aufgegeben, die seit 125 Jahren Bestand haben.

Vor Einführung der Bismarckschen Reformen war die Gesundheitsversorgung der deutschen Bevölkerung bis Anfang der 80er Jahre des 19. Jahrhun-

---

[99] Es darf aber auch nicht übersehen werden, dass es bis dahin Zünfte oder Knappschaften gab, die sich auch um den Krankheitsfall gekümmert haben. Bismarck hat dies aber auf eine viel breitere Ebene gesetzt.

[100] Dies gilt auch für das Ehrenamt in der gesetzlichen Krankenversicherung.

derts auch durch Einschränkungen und Rationierungen gekennzeichnet.[101] Die sogenannten Wirtschaftlichkeitsreserven, die von der Politik seit einigen Jahren in unserer modernen Gesundheitsversorgung angeführt werden, bestehen derzeit primär in Defizitausgleichen der einzelnen gemeinnützigen Trägerschaften oder durch die Gewinne bei privaten Klinikbetreibern. Zunehmende Rationalisierungen bzw. Sanierungen als wirtschaftliche Maßnahmen werden damit nicht zu sinkenden Beitragssätzen in der Krankenversicherung führen, sondern zu weniger Verlustausgleichen bei den öffentlichen Krankenhausträgern oder höheren Gewinnen bei den privaten Klinikträgern. Erhöhungen von Finanzmitteln im Gesundheitswesen werden bei privaten Klinikbetreibern vermutlich nicht zu besseren Gesundheitsdienstleistungen am Patienten führen, sondern eher der Kapitalthesaurierung und -ausschüttung dienen. Der Kapitalmarkt erwartet nunmal steigende Renditen und Dividenden. Für den Aktienmarkt gilt dies ganz besonders. Dieses Renditestreben wird auch nicht vor dem Gesundheitswesen Halt machen (können).

Wie dieser selbst gemachte Knoten in der Finanzierung im Gesundheitswesen wieder aufgelöst wird, bleibt abzuwarten. Hieraus kann geschlossen werden, dass der Einheitsbeitragssatz im Gesundheitsfonds vor dem Hintergrund des Kostendrucks eher unterdurchschnittlich ausfallen wird, auch wenn hierüber nur Annahmen getroffen werden können. Sowohl die Kostenträger wie auch die Leistungsanbieter im Gesundheitswesen müssen sich hierauf einstellen. Krankenhausträger und ihre Geschäftsführung sollten alle betrieblichen Instrumente ausschöpfen, um eine Privatisierung durch eine erfolgreiche Sanierung zu vermeiden. Ob dies gelingt ist das Ergebnis eines guten Masterplanes wie auch Hartnäckigkeit in der Umsetzung. Ein großer und nachhaltiger „Geldsegen" aus der Krankenversicherung ist für die Krankenhäuser derzeit nicht zu erwarten. Leider haben seit einigen Jahren Krankenhäuser in der Politik keine Lobby mehr, sondern sind vielfach nur noch zum Kostenblock bei den Finanzministerien geworden.[102]

Der Weg für Krankenhäuser ist damit in den kommenden Jahren betriebswirtschaftlich ein sehr steiniger Weg und bleibt ein kontinuierlicher Veränderungsprozess. Der Autor ist davon überzeugt, dass hier mit viel innerbetrieblicher

---

[101] Das Gesetz über die Krankenversicherung der Arbeiter wurde vom Reichstag am 31. Mai verabschiedet und trat am 01. Dezember 1884 in Kraft. Seitdem wurde das System bis Mitte der 80er-Jahre des 20. Jahrhunderts verbessert. Mit den 1993 beginnenden Gesundheitsreformen mussten bis zum heutigen Tag massive Einschränkungen in der Finanzierung von Gesundheitsleistungen hingenommen werden. Mit Einführung des Gesundheitsfonds ab 2009 wird diese Entwicklung voraussichtlich noch nicht zu Ende sein.

[102] Es ist für das Krankenhausmanagement kaum nachvollziehbar, warum die IKB-Bank im Februar 2008 durch die Bundesregierung mit rund 1,5 Mrd. Euro gestützt und im August 2008 mit rund 150 Millionen Euro an einen Finanzinvestor veräußert worden ist. Diese 1,5 Mrd. Euro hätten auch (anteilig) für eine ansteigende ältere Bevölkerung und den medizinischen Fortschritt im Gesundheitsfonds investiert werden können. Der medizinische Fortschritt ist nicht nur Kostenfaktor, sondern hilft eine älter werdenden Bevölkerung adäquat zu versorgen.

Transparenz, Kommunikation und Aufklärung an die betriebswirtschaftliche Arbeit herangegangen werden muss. Die in dieser Abhandlung aufgezeigten Möglichkeiten stellen nur eine repräsentative Auswahl von betriebswirtschaftlichen Instrumenten dar. Hier sei auf die vielzählige Sekundärliteratur verwiesen. Viele Krankenhäuser und Trägerschaften arbeiten teilweise mit ihren guten Ideen und Konzepten aneinander vorbei. Es wäre sehr begrüßenswert, wenn eine Innovationsbörse für gute Markt-, Betriebs- oder Investitionskonzepte entstehen könnte, die allen Marktteilnehmern zugänglich wäre. Lernen von den besten Konzepten und das Rad nicht immer neu erfinden! Auch sollten die bei den Kostenträgern vorliegenden Leistungs- und Marktdaten den regionalen Leistungserbringern zur Verfügung gestellt werden, anstatt mit diesem Wissen einseitig in den Entgeltverhandlungen zu agieren, um die Leistungsanbieter gegeneinander auszuspielen. Vor dem Hintergrund der unterschiedlichen Trägerschaften wäre es fatal, hier nur auf die bestehenden Verbandsstrukturen zu setzen. Leider existieren einige Krankenhausgesellschaften, die nur noch spezielle Interessensgruppen und weniger die Interessen aller Verbandsmitglieder wahrnehmen. Leider ist auch zu erkennen, dass die Lobbyarbeit der Krankenhäuser durch Verbandsfunktionäre nicht mehr funktioniert!

Abkürzungen

A-B-C-Analyse	Bewertung nach Prioritäten
AEP	Prüfverfahren gem. § 17c Abs. 4 Satz 9 KHG
AT	AT-Dienstvertrag
AV	Anlagevermögen
AZG	Arbeitszeitgesetz
BR	Betriebsrat
CM	Case-Mix
DMP	Disease-Management-Programm
DRG	Diagnosis Related Groups
EBIT	earnings before interest and taxes
Euro-EBM	Einheitlicher Bewertungsmaßstab auf Euro-Basis
GBA	Gemeinsamer Bundesausschuss
GKV	Gesetzliche Krankenversicherung
GOÄ	Gebührenordnung für ärztliche Leistungen
GuV	Gewinn- und Verlustrechnung
GWG	Geringwertige Wirtschaftsgüter
IMC	Intermediate Care
InEK	Institut für das Entgeltsystem im Krankenhaus
IV	Integrierte Versorgung
KAV	Kommunaler Arbeitgeber Verband
KH	Krankenhaus
KHG	Krankenhausgesetz
KISS	Krankenhausinformationssystem
LBFW	Landesweiter Basisfallwert
LOI	Letter of Intent
M & A	Mergers and Acquistions
MDC	Major Diagnostic Category
MDK	Medizinischer Dienst der Krankenkassen
MV	Mitarbeitervertretung
MVZ	Medizinisches Versorgungszentrum
OPS	Operationen- und Prozedurenschlüssel
PET-CT	Positronen-Emissions-Tomographie und Computertomographie (Gerät)
PPP	Public Private Partnership
PPR	Pflegepersonalregelung
PÜV	Personalüberleitungsvertrag
SoPo	Sonderposten
TVöD	Tarifvertrag Öffentlicher Dienst
VJe	Vorjahre

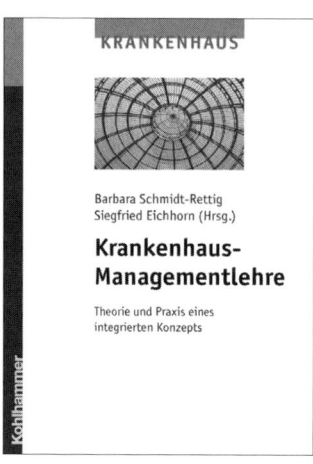

Barbara Schmidt-Rettig
Siegfried Eichhorn (Hrsg.)

Krankenhaus-Managementlehre

Theorie und Praxis eines
integrierten Konzepts

*2008. X, 660 Seiten, 149 Abb., 61 Tab.
Fester Einband. € 75,–
ISBN 978-3-17-019914-9*

Die 2.100 deutschen Kliniken mit 4% Anteil am Bruttosozialprodukt bilden den Kern der Gesundheitswirtschaft. In den 90er Jahren wurde eine Wende in der Ordnungspolitik vollzogen, die große Herausforderungen schuf: Preis- und Qualitätswettbewerb, Einstieg in neue Versorgungsstrukturen und Märkte sowie Strukturwandel der Organisation und Führung. Dieses Werk präzisiert den Übergang von der klassischen Krankenhausbetriebslehre zu einer Krankenhaus-Managementlehre in Theorie und Praxis und zeigt die Handlungsnotwendigkeiten für ein proaktives Krankenhausmanagement auf.

Prof. Dr. Barbara Schmidt-Rettig vertritt an der Fachhochschule Osnabrück die Schwerpunkte Krankenhausmanagement und Krankenhausfinanzierung.
Prof. Dr. Siegfried Eichhorn (†) ist Gründer der Krankenhausbetriebslehre und war langjähriges geschäftsführendes Vorstandsmitglied des Deutschen Krankenhausinstituts e.V. (DKI) sowie Professor für Betriebswirtschaftslehre des Gesundheitswesens an der Technischen Universität Berlin.

▶ **www.kohlhammer.de**

W. Kohlhammer GmbH · Verlag für Medizin, Psychologie, Pflege und Krankenhaus
70549 Stuttgart · Tel. 0711/7863 - 7280 · Fax 0711/7863 - 8430

Kohlhammer

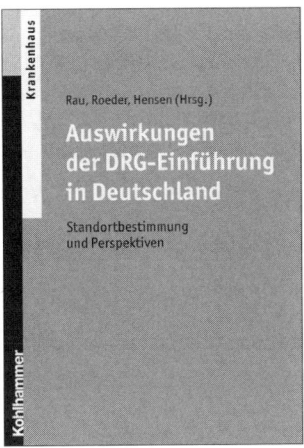

Ferdinand Rau
Norbert Roeder
Peter Hensen (Hrsg.)

Auswirkungen der DRG-Einführung in Deutschland

Standortbestimmung und Perspektiven

2009. 476 Seiten. Fester Einband. € 78,–
ISBN 978-3-17-020349-5

Im Jahr 2003 wurde in Deutschland mit der Einführung des diagnoseorientierten Fallpauschalensystems (DRG) begonnen; nach dem Jahr 2009 ist die Konvergenzphase abgeschlossen. Der Sammelband zieht aus verschiedenen Blickwinkeln und mit Beiträgen namhafter Autoren eine umfassende Zwischenbilanz. Auswirkungen der DRG-Einführung insbesondere auf Versorgung, Krankenhausmanagement, Krankenkassen und Krankenhausplanung werden diskutiert. Neben einer kurzen Bilanz aus verbandspolitischer Sicht erfolgt eine Zusammenfassung des bislang vorhandenen Kenntnisstandes durch Praxis und Wissenschaft.

Mit Beiträgen von Jörg Debatin, Rolf Hoberg, Heinz Lohmann, Wolfgang Pföhler, Herbert Rebscher, Harald Schmitz, Matthias Schrappe, Johann-Magnus von Stackelberg, Christoph Straub, Andreas Tecklenburg und vielen weiteren Experten von Krankenhäusern, Krankenkassen und aus der Wissenschaft.

Dipl.-Verw.wiss. Ferdinand Rau ist im Bundesministerium für Gesundheit mit Fragen der Krankenhausfinanzierung befasst. **Prof. Dr. med. Norbert Roeder** ist Ärztlicher Direktor und Vorstandsvorsitzender des Universitätsklinikums Münster sowie Leiter der DRG-Research-Group Münster. **PD Dr. med. Peter Hensen** ist wissenschaftlicher Mitarbeiter am Universitätsklinikum Münster und Mitglied der DRG-Research-Group Münster.

W. Kohlhammer GmbH · Verlag für Medizin, Psychologie, Pflege und Krankenhaus
70549 Stuttgart · Tel. 0711/7863 - 7280 · Fax 0711/7863 - 8430

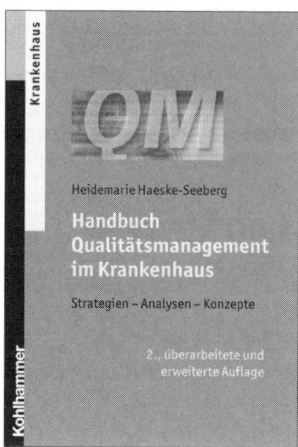

Heidemarie Haeske-Seeberg

Handbuch Qualitätsmanagement im Krankenhaus

Strategien – Analysen – Konzepte

2., überarb. u. erw. Aufl. 2008
272 Seiten. Kart. € 38,–
ISBN 978-3-17-018776-4

In diesem bewährten Handbuch stellt die Autorin kompetent und leicht verständlich das Gesamtgebiet des Qualitätsmanagements im Krankenhaus dar und verknüpft den theoretischen Hintergrund mit der Darstellung konkreter Instrumente und Methoden zur Umsetzung.

In der 2. Auflage kommen u.a. folgende Themengebiete neu hinzu: Qualitätsberichte, Führung von Teams, Leadership und Leitbild. Die Kapitel zu den Bereichen Clinical Pathways, EFQM, KTQ und Zertifizierung nach DIN EN ISO wurden erheblich erweitert. Damit ist dieses Handbuch für das Selbststudium, den Unterricht an Hochschulen sowie für Fort- und Weiterbildungsveranstaltungen bestens geeignet.

Dr. med. Heidemarie Haeske-Seeberg ist Leiterin des Bereichs Medizin und Qualitätsmanagement der Sana Kliniken GmbH, München.

▶ **www.kohlhammer.de**

W. Kohlhammer GmbH · Verlag für Medizin, Psychologie, Pflege und Krankenhaus
70549 Stuttgart · Tel. 0711/7863 - 7280 · Fax 0711/7863 - 8430